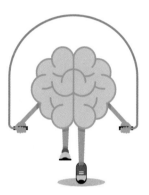

뇌기능의 노화를 막고 건강한 삶을 가져다주는 젊은 뇌 만들기

10년 젊어지는
1분 뇌활동

시라사와 다쿠지 지음·최우영 옮김

생각의
날개

뇌에 좋은 생활습관을 갖자

우리는 나이가 들면서 어떤 사람의 이름이 갑자기 떠오르지 않거나, 방금 무엇을 하려고 했는지 잊어버리는 등 건망증이 심해졌다고 느낄 때가 있다. 젊었을 때처럼 바로바로 기억이 떠오르지 않아 답답함을 느꼈을지도 모른다. 나이가 들어서 어쩔 수 없다고 반쯤 포기 상태가 되기 쉽지만, 이처럼 건망증이 심해지는 현상은 뇌가 노화되고 있다는 신호다.

그런데도 나이 탓을 하거나 뇌기능 강화에 효과적이라는 트레이닝을 하기에는 시간도 없고 귀찮기도 해서 그냥 방치하고 있지는 않은가? 그런 사람들에게 하루하루를 활기차고 기분 좋게 보낼 수 있는 비결을 알려주고자 이 책을 썼다. 누구나 간단하게, 말 그대로 '1분 만에' 뇌를 활성화할 수 있는 방법이 바로 이 『1분 뇌활동』이다. '1분 만에 무엇을 할 수 있겠어?'라고 의문을 품을 사람들을 위해 세계 여러 연구기관의 보고서와 실험 결과 등 여러 과학적 근거들을 통해 최대한 알기 쉽게 전하고자 한다. 참고로 나는 분자유전학의 수명제어 유전자와 알츠하이머병에 관해 연구했으며, 현재는 일본 도쿄에 있는 '오차노미즈 건강장수클리닉'에서 연소성 알츠하이머(초로기 치매) 환자들을 치료하고 있다.

치매 치료는 전문적인 검사와 맞춤 처방이 필요하지만, 예방은 매일의 생활습관에 달려 있다. 생활습관이기 때문에 오늘 생각난 것이라 해도 1분 만에 바꿀 수 있는 것이 많이 있다. 이 책에는 일상생활에서 할 수 있는 '뇌에 좋은 생활습관'을 기르는 방법들이 담겨 있으니 꼭 실천하기를 바란다.

뇌의 노화, 막을 수 있는 방법이 있다!

'1분 뇌활동'은 노화가 시작되는 40대부터 '하루라도 빨리, 가급적 많이' 실천할수록 예방 효과가 높아진다. 40대라고 이야기하면 '그렇게 빨리?'라고 생각할지도 모른다. 하지만 '요즘 건망증이 심해졌다'라고 느끼기 훨씬 전부터 뇌의 쇠퇴는 시작된다. 나이를 먹으면서 가장 먼저 쇠퇴하는 영역은 WMN(W=워킹, M=메모리, N=네트워크)이라고 하는 뇌 속 네트워크다. 뇌의 능력은 30대를 정점으로 해서 40대 정도부터 쇠퇴하기 시작한다고 알려져 있다. 뇌가 노화하지 않기 위해서는 이 WMN을 계속해서 사용하는 것이 중요하다.

여러 가지 뇌 트레이닝과 뇌활동 연습 등에 관한 책은 이미 많이 출판되어 있지만, 중요한 것은 '일상을 보내는 방법'을 아는 것, 그리고 '기억하는 힘'과 '생각하는 힘'을 기르는 것이다. 이를 위해서는 ① 일상생활을 되돌아보고, ② 뇌의 노화를 막아주는 식사를 하고, ③ 뇌를 단련시키는 운동을 하는 등 뇌를 젊게 만드는 생활습관이 중요하다. 뇌가 젊어지는 노력을 매일의 습관으로 만들어 오랫동안 지속하면 뇌가 10살은 젊어질 것이고, 지금처럼 건강한 뇌를 유지하는 일이 어렵지 않을 것이다.

알츠하이머병 중에서 가장 큰 비율을 차지하는 치매는 '고칠 수 없다'거나 '빨리 발견해서 치료해도 진행을 늦출 뿐'이라고 알려져 있다. 일본인을 대상으로 한 조사에서 도쿄 대학 등 38개 연구기관이 모은 '치매 전단계에 있는 경도인지장애(MCI) 환자의 약 60%가 3년

이내에 치매로 발전한다'는 연구결과가 미국 과학지에 발표되었다. 치매를 낫게 할 수 있는 근본적인 치료약은 아직 등장하지 않았다. 그 때문에 현재 많은 사람이 가지고 있는 치매에 대한 이미지가 '고칠 수 없다'는 고정관념이 된 것일지도 모른다.

그러던 참에 미국에서 치매의 획기적인 치료법이 나와 화제가 되었다. 알츠하이머병 등의 신경변성질환에서 세계적인 권위를 자랑하는 데일 브레드슨 박사가 고안한 '리코드법'을 통해 '90%의 증상이 개선'되고 '500명 이상이 회복'하는 결과를 얻었다. 치매 환자들과 그 가족들에게 희망의 빛이 될 만한 뉴스였다. 그 결과, 브레드슨 박사의 저서는 베스트셀러가 되었고, 일본에도 번역서 『알츠하이머의 진실과 종말 - 치매 1150만 명 시대의 혁명적 치료프로그램』이 발간되었다. 나 역시 이 책의 번역본을 감수하고, 리코드법을 참고하여 일본인에 맞게 독자적인 '신경해독, 재생치료' 를 고안하여 환자들의 치료에 이용하고 있다. 이제는 치매도 예방할 수 있고, 치료할 수 있는 시대라고 할 수 있게 되었다!

이 책에서는 건망증 혹은 뇌의 노화를 느끼기 시작했을 때, 1분 만에 할 수 있는 '뇌활동' 기술을 그림과 함께 소개하고 있다. 누구라도 뇌의 노화를 막고, 뇌를 젊게 되돌릴 수 있는 노하우가 담겨 있는 책이다. 이 책을 보고 여러분 모두가 건강하게 생활할 수 있기를 바란다.

2020년 2월

시라사와 다쿠지

차례

Chapter 1

'1분 뇌활동' 트레이닝

Chapter 2

생활습관을 통한 '1분 뇌활동'

Chapter 4

운동을 통한 '1분 뇌활동'

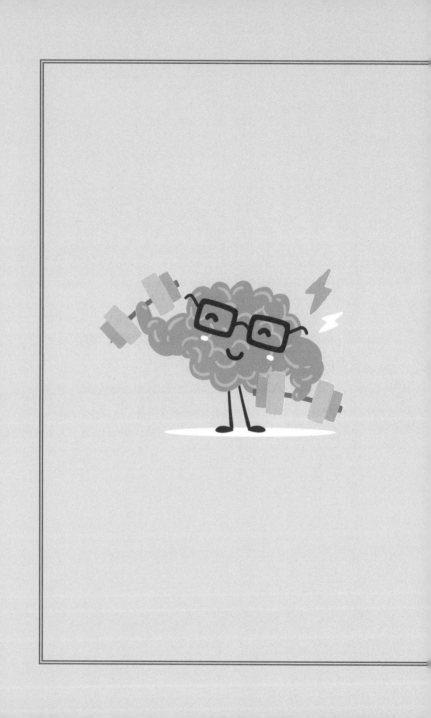

'1분 뇌활동' 트레이닝

뇌의 노화 테스트

☑ **체크가 6개 이상이면 주의 필요**

- ☐ 외출할 때 몸에 지닌 물건을 몇 번이나 확인한다

- ☐ '같은 이야기를 반복한다'는 말을 자주 듣는다

- ☐ 사소한 일로 금방 화를 낸다

- ☐ 물건을 어디에 두었는지 금방 잊어버린다

- ☐ 지도를 그리거나 보는 것이 힘들어졌다

- ☐ 어제 저녁식사나 저녁 TV 프로그램이 기억나지 않는다

- ☐ 걷는 보폭이 좁아지고 걸음걸이가 느려졌다

- ☐ 신문이나 TV 뉴스에 관심이 없어졌다

- ☐ 약속 장소나 시간을 착각하는 일이 생겼다

□ 계산을 할 때 잔돈이 아니라 지폐를 내는 일이 많아졌다

□ 아는 장소인데도 헤매는 일이 있다

□ 준비하는 것이 귀찮아지고 계획성도 없어졌다

□ 새로운 일을 시작하면 앞서 하던 일을 잊어버린다

□ 전부터 즐기던 취미(노래방, 영화, 수공예 등)에

관심이 떨어졌다

엄지손가락과
새끼손가락 교차로 움직이기

양손을 가볍게 쥐고, 왼손의 새끼손가락과 오른손의
엄지손가락을 동시에 내민다. 한 숨 쉬고 왼손의 엄지
와 오른손의 새끼손가락을 동시에 내민다. 이것을 '하
나', '둘', '하나', '둘' 세면서 반복한다. 의외로 난이도가
높기 때문에 천천히 연습하도록 한다. 양손이 똑같은
손가락을 움직이려고 하기 때문에 이것을 억제하는 연
습이 뇌의 활성화와 연결된다.

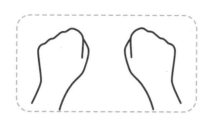

1
양손을 가볍게 쥐고 몸 앞쪽에 놓는다.

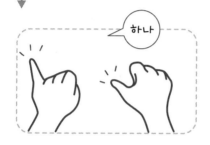

하나

2
'하나'라고 말하면서 왼손 새끼손가락과 오른손 엄지손가락을
동시에 내민다. 한 숨 쉬고 손가락을 원래대로 접는다.

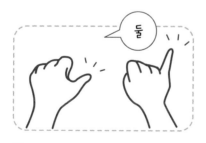

둘

3
그 다음, '둘'이라고 말하면서 반대로 왼손 엄지손가락과 오른손
새끼손가락을 동시에 내민다. 이런 식으로 여러 차례 반복한다.

양손의
같은 손가락 돌리기

양손을 몸 정면에 놓고 같은 손가락 끝을 붙인다. 먼저 엄지손가락끼리 서로 닿지 않도록 5회 정도 돌린다. 그 다음 검지, 중지, 약지, 새끼손가락을 순서대로 돌린다. 새끼손가락까지 했으면 반대로 새끼손가락, 약지, 중지, 검지, 엄지 순서로 되돌아온다. 손가락이 서로 닿지 않고, 돌리는 손가락 이외에는 떨어지지 않는 것이 중요하다. 이 훈련으로 뇌를 단련할 수 있다.

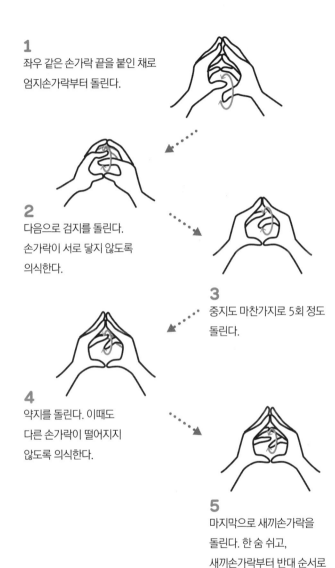

1
좌우 같은 손가락 끝을 붙인 채로
엄지손가락부터 돌린다.

2
다음으로 검지를 돌린다.
손가락이 서로 닿지 않도록
의식한다.

3
중지도 마찬가지로 5회 정도
돌린다.

4
약지를 돌린다. 이때도
다른 손가락이 떨어지지
않도록 의식한다.

5
마지막으로 새끼손가락을
돌린다. 한 숨 쉬고,
새끼손가락부터 반대 순서로
엄지까지 되돌아온다.

엄지손가락부터
양손가락을 어긋나게 접기

손바닥을 위로 향하게 하고 오른손 엄지손가락을 접는다. 그 다음으로 왼손 엄지손가락과 오른손 검지손가락을 동시에 좌우 1개씩 접는다. 좌우 손가락을 서로 다르게 움직이면 뇌에 자극이 생긴다. 손가락을 하나씩 확인하면서 천천히 움직여도 효과가 있다.

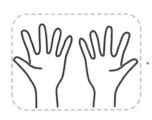

1
손바닥을 위로 향하게 편다.

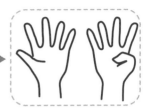

2
오른손 엄지손가락부터
접는다.

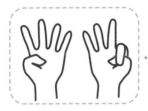

3
오른손 검지와 왼손 엄지를
접는다.

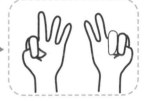

4
오른손 중지와 왼손 검지를
접는다.

5

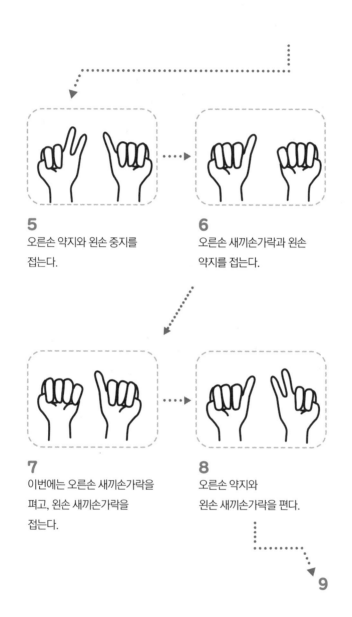

5
오른손 약지와 왼손 중지를
접는다.

6
오른손 새끼손가락과 왼손
약지를 접는다.

7
이번에는 오른손 새끼손가락을
펴고, 왼손 새끼손가락을
접는다.

8
오른손 약지와
왼손 새끼손가락을 편다.

9

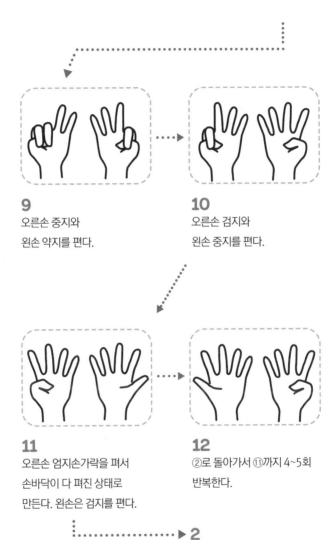

9
오른손 중지와
왼손 약지를 편다.

10
오른손 검지와
왼손 중지를 편다.

11
오른손 엄지손가락을 펴서
손바닥이 다 펴진 상태로
만든다. 왼손은 검지를 편다.

12
②로 돌아가서 ⑪까지 4~5회
반복한다.

2

나중에 내는
가위바위보

　양손으로 혼자 가위바위보를 한다. '가위바위'라고 말하면서 왼손을 내고, '보'를 외칠 때 오른손을 낸다. 이때 왼손이 반드시 이기도록 낸다. 왼손은 '바위', '가위', '보자기'의 순서로 내고, 끝나면 양손을 반대 순서로 낸다. 익숙해지면 속도를 높인다.

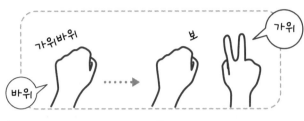

1
먼저 왼손으로 바위를 낸다.

2
이것에 맞춰 오른손은
가위를 낸다.

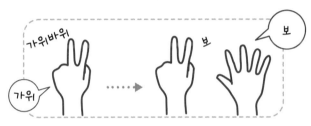

1
왼손으로 가위를 낸다.

2
이것에 맞춰 오른손은
보자기를 낸다.

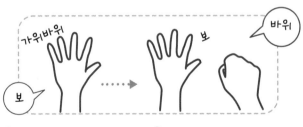

1
왼손으로 보자기를 낸다.

2
이것에 맞춰 오른손은
바위를 낸다.

※ 승패를 생각하면서 양손을 거꾸로 하여 반복한다.

고무줄을 손가락에서 손가락으로 이동시키기

엄지손가락에 고무줄을 걸고 옆 손가락으로 차례차례 이동시킨다. 새끼손가락까지 갔으면 같은 방법으로 손가락만 움직여서 엄지손가락으로 되돌린다. 익숙해지면 양손으로 해보자. 고무줄을 손가락에서 떨어뜨리지 않고 이동시키려고 하면 집중력이 높아지고 뇌에 좋은 자극이 된다.

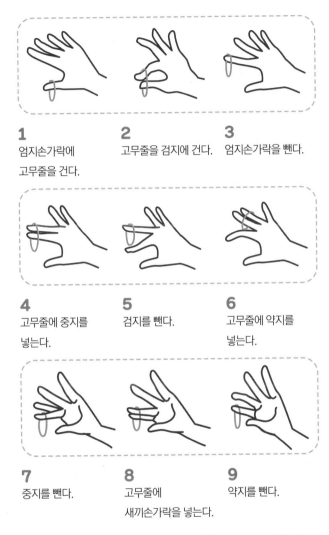

1
엄지손가락에
고무줄을 건다.

2
고무줄을 검지에 건다.

3
엄지손가락을 뺀다.

4
고무줄에 중지를
넣는다.

5
검지를 뺀다.

6
고무줄에 약지를
넣는다.

7
중지를 뺀다.

8
고무줄에
새끼손가락을 넣는다.

9
약지를 뺀다.

※ 고무줄이 새끼손가락까지 갔으면 같은 방법으로 엄지손가락까지 되돌아오도록 한다. 익숙해지면 반대쪽 손으로도 해본다.

양손으로 숫자 쓰기

종이와 필기도구를 준비한다. 양손에 필기도구를 쥐고, 종이 한가운데부터 바깥 방향으로 숫자를 1부터 10까지 적는다. 평소 쓰지 않는 손이라 해도 최대한 꾹 눌러서 쓴다. 천천히 정확하게 쓰도록 연습하면 집중력이 높아진다.

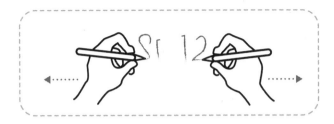

1

양손에 필기도구를 들고, 종이 위에 한 자씩 정확하게 쓴다.

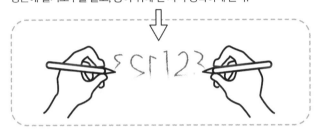

2

오른손으로는 올바르게 쓰고,

왼손으로는 거울에 비친 것처럼 거꾸로 쓴다.

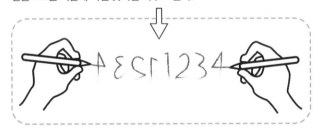

3

숫자를 1에서 10까지 정확하게 쓴다.

※ 익숙해지면 양손 모두 올바른 글씨, 양손 모두 거꾸로 된 글씨, 이름 등
을 쓰면서 다양하게 연습해보자.

눈으로 라인을 따라간다

뇌와 눈은 밀접한 관계가 있다. 눈의 기능이 좋아지면 뇌도 좋은 상태를 유지할 수 있다. 눈을 위아래, 좌우, 사선으로 움직이면 눈의 근육을 단련할 수 있어 뇌의 기능도 올라간다.

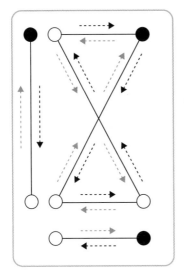

그림의 검은 점(●)부터 점선의 화살표를 따라 눈을 움직인다. 다음으로 붉은 화살표를 따라 가능한 한 빨리 움직인다. 2~3회 반복한다.

그림의 1에서 시작하여 시계 방향으로 9까지 눈으로 따라간다. 이때 숫자를 소리 내어 읽으면 좋다. 한 바퀴 돌면, 방향을 바꾸어 반대로 한다.

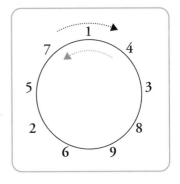

정답을 3으로 만들기

□ 안에 +(더하기), -(빼기), ×(곱하기), ÷(나누기)를 넣어 합계가 3이 되도록 만든다. 왼쪽부터 순서대로 계산하여(사칙연산의 법칙은 무시한다) 그 결과가 3이 되면 된다.

① 2 ☐ 5 ☐ 10 ☐ 2 = 3

② 2 ☐ 3 ☐ 3 ☐ 5 = 3

③ 5 ☐ 3 ☐ 3 ☐ 2 = 3

④ 3 ☐ 3 ☐ 2 ☐ 3 ☐ 3 = 3

⑤ 1 ☐ 2 ☐ 3 ☐ 4 ☐ 1 = 3

⑥ 8 ☐ 2 ☐ 3 ☐ 1 ☐ 1 = 3

⑦ 6 ☐ 2 ☐ 3 ☐ 3 ☐ 3 ☐ 3 = 3

⑧ 4 ☐ 4 ☐ 4 ☐ 3 ☐ 2 ☐ 3 = 3

⑨ 7 ☐ 6 ☐ 3 ☐ 5 ☐ 4 ☐ 4 = 3

정답 : ① × ÷ + ② + + − ③ × ÷ − ④ × × ÷ −
⑤ × × − + ⑥ − ÷ × + ⑦ × − ÷ + −
⑧ + + ÷ + − ⑨ − × + + ÷

옆에 있는 숫자 더하기

옆에 있는 숫자를 더하여 선으로 묶인 □에 더한 값
의 일의 자리 숫자만 적는다. 가장 아래에 있는 □에
들어갈 숫자를 찾는 것이 목표다.

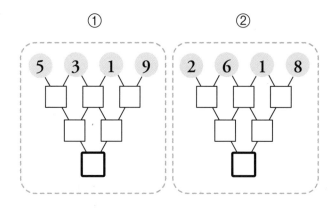

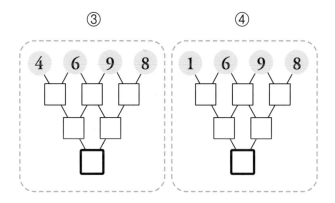

정답 : ① 6   ② 1   ③ 7   ④ 4

실루엣을 바르게 배열하기

네 조각으로 나누어진 실루엣이 있다. 바르게 배열하여 형태를 찾는다. 한눈에 보일 정도가 되면 직감이 길러지고 뇌가 활성화된다.

①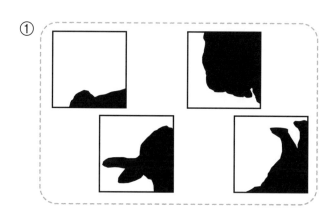

②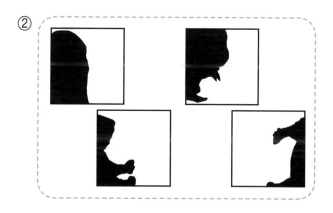

정답 : ① 토끼 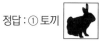   ② 코뿔소

자르면 어떻게 될까?

　길게 연결된 줄 한 가닥을 다음 점선과 같이 잘라서 펼치면 어떻게 될까? 머리 속으로 이미지를 떠올리며 풀어보자. 이미지 트레이닝에 도움이 된다.

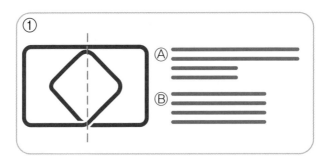

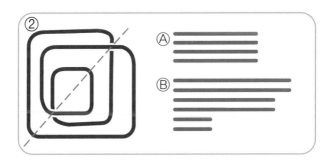

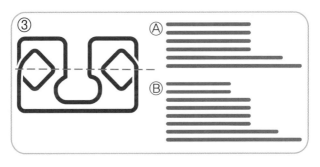

정답 : ① A   ② B   ③ B

틀린 글자 찾기

거울에 비친 글자 중에 틀린 글자가 있다. 뒤집힌 글자가 어떻게 비춰질지 생각하면 주의력이 좋아진다.

정답 : ①일 ②금 ③단 ④훌 ⑤적 ⑥도

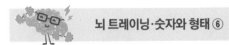
지금 시계는 몇 시, 몇 분?

시계의 시간을 읽는 문제다. 거울에 비친 시계의 시간, 몇 분이 지난 시계의 시간 등은 의외로 뇌를 사용하는 트레이닝이다. 잘 계산하여 몇 시 몇 분인지 적어보자.

거울에 비친 시계의 시간은

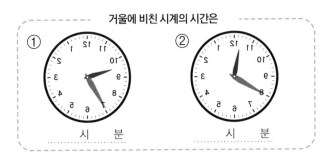

① 시 분

② 시 분

시계 시간의 35분 후는

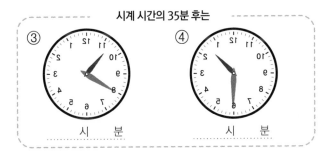

③ 시 분

④ 시 분

시계 시간의 35분 전은

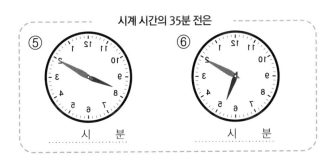

⑤ 시 분

⑥ 시 분

정답 : ① 9시 35분　　② 11시 40분　　③ 11시 15분
　　　　④ 2시 5분　　　⑤ 7시 35분　　　⑥ 4시 35분

자유롭게 그림을 그려보기

○△□ 도형에 자유롭게 그림을 그려보자. 우리는 평소에 말하거나 계산할 때 좌뇌를 사용한다. 자유롭게 떠오르는 그림을 그리는 연습을 통해 우뇌를 단련시켜서 창의력 있는 젊은 뇌로 돌아갈 수 있다.

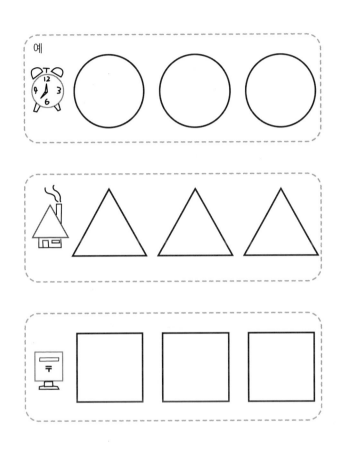

※ 도형은 ◇든, ×든 상관없다. 스스로 생각하여 도전해보자.

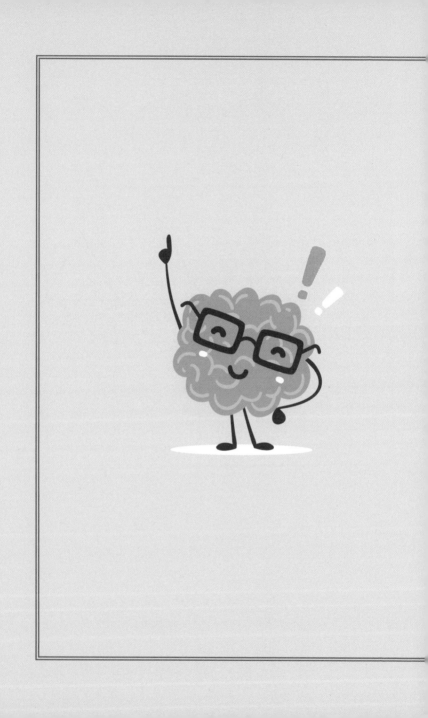

Chapter 2

생활습관을 통한 '1분 뇌활동'

뇌에게 중요한 '아침 30분' 커튼을 걷고 아침햇살을 받자

하루를 시작하는 아침은 뇌에 가장 중요한 시간이다. 이처럼 소중한 시간을 이용하여 가볍게, 단 1분 만에 할 수 있는 뇌활동을 소개하고자 한다.

"아침에 일어나면 바로 커튼을 걷자!"

빛이 전혀 들어오지 않는 암막 커튼을 설치해서 아침인데도 햇살이 들어오지 않는 어두운 침실에서 자는 사람이 많다. 어두운 커튼을 걷고 밝은 아침햇살을 받도록 하자. 최근 연구에 따르면, '아침에 커튼을 걷

는 것'이 생활 리듬을 만드는 데 중요한 역할을 한다고
한다.

우리 몸에 작용하는 생활 리듬은 낮에는 활동 모드,
밤에는 수면 모드에 맞춰져 있다. 이것은 '체내 시계'라
고 불리는 기능으로, 불규칙한 생활을 계속하면 리듬
이 무너져서 낮에는 졸리고 밤에는 잠들 수 없게 된다.
이렇게 어긋난 '체내 시계'를 원래대로 되돌리는 데는
'커튼을 걷고 아침햇살을 받는 것'이 효과적이다.

어째서 아침햇살을 받는 것이 좋을까? 그 이유는 햇
살을 받으면 수면에 필요한 '멜라토닌melatonin'이라는
호르몬의 분비가 멈추고, 몸이 활동 모드로 바뀌기 때
문이다. 그러면 '체내 시계'가 아침으로 바뀌고, 자연스
럽게 생활 리듬이 맞춰진다.

물론 날이 흐리거나 비가 올 때도 효과가 있다. 밤
에도 편하게 수면을 취할 수 있기 때문에 꼭 지키도록
하자.

또한, 대부분의 사람이 잠에서 깨어났을 때는 머리가 멍하고, 뇌가 활발하게 움직이지 않는 상태가 된다. 이 시간에 추천하고 싶은 것은 아침 산책이다. 가장 이상적인 형태의 아침 산책은 자연에 둘러싸인 공원이나 바닷가를 30분 정도 걷는 방법이다. 숲의 나무 향기나 바다의 파도 소리와 같은 자연의 소리는 심신을 안정시키는 데 아주 효과적이다. 30분이나 산책하는 일이 힘들다고 느낀다면 집 앞으로 나가 단 5분 만이라도 온몸으로 햇살을 받기만 해도 머리가 맑아질 수 있다.

사람이 걸을 때는 뇌의 명령을 따라 '전신 근육의 2/3'를 사용하여 한 걸음씩 걷는다. 산책하면서 뇌가 점점 활성화되기 때문에 하루를 충실하게 보낼 수 있는 의욕도 생긴다.

커튼을 걷고 아침햇살을 받으며 산책으로 전신운동을 하면 뇌도 자연적으로 활동 모드가 된다. 뇌의 활성화 수준은 오전 중에 가장 높이 올라가며, 정오를 지나면서부터 점점 떨어진다. 그리고 밤 7시 이후에는 오전과 비교했을 때, 50% 정도로 떨어지게 된다는 연구 결과도 있다.

이제는 인생 100세 시대다. 노년이 되어서 새로운 분야를 공부할 기회도 많아졌다. 새로운 것을 익히는 데도 아침이 가장 좋다. 반드시 '아침형 인간'이 되도록 하자.

아침에 일어나면 커튼을 걷고 아침햇살을 받자

1 아침에 커튼을 걷고 아침햇살을 받자.

2 햇살을 받으면 뇌가 활동 모드로 바뀌고 생활 리듬이 맞춰진다.

3 아침에 산책을 하자. 뇌가 점점 활성화되고 의욕도 생긴다.

4 인간의 기억력은 오전 중에 최고조가 되므로 새로운 것을 배운다면 '아침형 인간'이 되자.

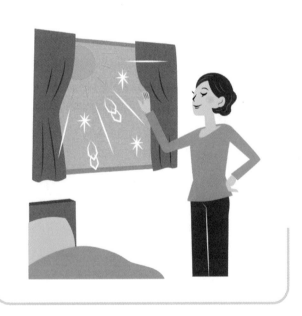

소리 내어 읽는 습관이
뇌를 활성화한다

　일석이조가 아니라, 일석사조 정도 되는 뇌활동 기술이 있다. 바로 '소리 내어 읽기'다!

　초등학교 시절 국어 시간에 교과서를 소리 내어 읽어본 경험이 있을 것이다. 이는 뇌활동에 아주 탁월한 방법이다. 실제로 치매 환자들이 '소리 내어 읽기'로 인지기능 저하를 막았다는 조사 결과가 있다. 뇌는 한 번에 많은 영역(뇌의 일부)을 사용하면 사용할수록 뇌 내의 혈류가 증가하여 더 많이 활성화된다.

그렇다면 조용히 읽기만 할 때와 소리를 내어 읽을 때는 어느 정도 차이가 있을까?

우리는 일상적으로 아무렇지 않게 문장을 읽는다. 하지만 이렇게 문장을 읽기 위해서는 실제로 뇌의 여러 영역을 사용해야 한다. 문장이 가로나 세로로 배열되어 있음을 인식해야 하고, 단어나 문구의 읽는 법이나 의미, 문법 지식 등을 모두 사용해서 무슨 글이 쓰여 있는지를 이해해야 한다.

소리 내어 읽기를 하게 되면, 뇌는 위에서 설명한 여러 작업 외에도 '발어發語', 즉 말을 내뱉는 작업을 더 하게 된다. 또한, 발어를 하는 동안에는 듣는 기능도 함께 사용하게 된다.

눈으로 읽으면서 시각 부분을 사용하고, 읽으면서 이해하는 것으로 뇌의 전두엽을 활용하며, 발어하는 동안 소리를 내는 부분을 작동하고, 마지막으로 자신의 목소리를 듣는 청각 부분까지 쓰게 된다면, 한 번에 뇌의 4부분을 사용하기 때문에 일석이조가 아니라 일석사조가 되는 셈이다.

여기에 한 가지 더, 글을 일어서서 읽으면 다리도 사용하기 때문에 전신을 자극할 수도 있다. 짧은 칼럼이나 사설을 골라 읽으면 1분 만에 가볍게 뇌활동을 할 수 있다. 평소 좋아하던 책을 읽는 것도 좋은 방법이 된다.

'소리 내어 읽기'를 하는 동안에는 뇌 속에서 세로토닌serotonin이라는 스트레스 경감 호르몬이 분비된다. 전두엽의 움직임이 활발해지기 때문에 아이디어가 떠오르거나 생각을 정리하는 능력이 좋아진다. 이와 동시에 감정을 제어하기가 편해져서 불안한 기분이 사라진다고도 한다.

신문을 소리 내어 읽을 때의 2차적인 효과도 잊어서는 안 된다. 신문을 보면 사회가 돌아가는 일에 관심을 가질 수 있게 된다. 새로운 용어들도 설명해주므로 지적 호기심을 자극하고, 흥미로운 뉴스도 볼 수 있다. 이런 것들은 뇌의 노화방지에 효과적이다.

또한, 소리 내어 읽으면 내용이 기억에 잘 남는다. 공부할 때도 사용할 수 있는 기술이다.

말 그대로 가볍게 1분 만에 할 수 있는 뇌활동 기술인 '소리 내어 읽기', 아침식사 후 시간을 정해서 매일 습관을 들여보면 어떨까?

소리 내어 읽기로 뇌를 활성화하자

1 '소리 내어 읽기'는 일석사조의 뇌활동 기술이다. 뇌의 많은 부분을 한 번에 사용하므로 뇌를 크게 자극한다.

2 '소리 내어 읽기'를 하면 세로토닌이라는 스트레스 경감 호르몬이 분비되어 불안한 기분을 가라앉히거나 새로운 아이디어를 떠올리는 데 도움이 된다.

3 신문 등을 소리 내어 읽으면 흥미로운 뉴스에 관심이 생겨서 뇌의 노화방지에 좋다.

4 아침식사 이후처럼 시간을 정해서 매일 습관을 들이도록 하자.

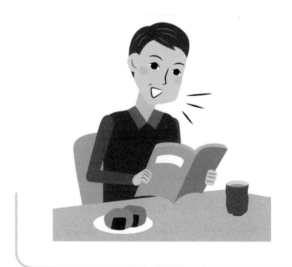

'이틀 전 일기'를 써서 '기억하는 힘'을 기르자

이틀 전에 먹었던 저녁식사를 바로 떠올릴 수 있을까? 겨우 이틀 전 일이지만, 새삼 떠올리려고 하면 오래 생각해야 한다. 사소한 것이라도 식사 메뉴나 옷차림, 외출했던 장소 등 일상생활의 여러 가지 것들을 떠올리려는 노력은 기억력 강화에 좋다고 알려져 있다.

어째서 '이틀 전 일기'일까? 그것은 '이틀'이 단기간의 기억을 떠올리는 '해마'를 활성화하는 데 최적이기 때문이다. '해마'는 알츠하이머형 치매에서 가장 먼저 영향을 받는 뇌의 기능이라고 알려져 있다. 해마를 활성화하는 것은 치매 예방으로 연결된다.

'기억'에는 크게 두 종류가 있다. 짧은 시간에 사라져버리는 '단기기억'과 오랜 기간 남아있는 '장기기억'이다. 눈과 귀를 통해 얻는 정보를 일정 기간 보관하는 '단기기억'의 보관 장소가 해마다. 해마에 반복적으로 같은 정보가 들어오면 뇌가 '중요한 정보'라고 인식하게 되어 대뇌피질에 정보를 옮기고 정착하게 한다. 이것이 '장기기억'이 된다.

뇌의 인지기능이 저하되면 어제 일은 전혀 기억이 나지 않는데 학창시절 일은 잘 기억하는 등의 증상이 나타난다. 이것은 '단기기억'이 쇠퇴했기 때문이다. 여기서 해마를 활성화하고 '단기기억'을 단련하는 방법이 '이틀 전 일기 쓰기'다.

이틀 전 일기가 쓰기 어렵다고 생각되더라도 걱정하지 말자. 먼저 어젯밤 먹었던 식사를 떠올려본다. 그리고 그중에서 맛있던 반찬은 무엇이었는지를 생각한다.

이것에 익숙해지면 어제 입었던 옷도 함께 떠올려본다. 떠올리는 것에 점점 익숙해지면 이제 이틀 전 저녁을 떠올려본다.

식사 내용에 관해서나 이틀 전에 있었던 일들을 떠올리고 일기에 써본다. 어제 일은 금방 기억이 나더라도 이틀 전이 되면 조금 어려워진다. 무엇을 했는지 기억을 떠올리려 애쓰게 된다. 이 '기억을 떠올리려 애쓰는 것'이 뇌의 활성화를 강력하게 도와준다.

일상생활 속에서는 무언가를 기억해내려 노력할 기회가 적다. 단 1분간 '기억해내려 하는 것'으로 뇌가 활기를 찾는다. 그렇게 기억해낸 내용으로 '이틀 전 일기'에 꼭 도전해보길 바란다.

일기를 직접 손으로 쓰는 것도 아주 좋은 뇌활동 습관이다. 일상생활 속에서도 '기억하는 힘'이 강해진 것을 실감할 수 있게 된다.

이틀 전 일기를 쓴다

1 이틀 전 일을 기억해내고 일기를 쓰도록 하자. 이틀 전 무엇을 먹었는지, 누구를 만났는지, 즐거웠던 일은 무엇이었는지 떠올려본다.

2 스마트폰이 아니라 손으로 직접 쓰면 기억력 저하를 방지하는 효과가 있다.

3 일기 이외에도 편지를 쓰거나 가계부를 쓰는 등 손을 사용하여 종이에 적는 습관을 들이자.

4 문장을 쓸 때는 고도의 사고력이 필요하기 때문에 뇌를 활성화시킨다.

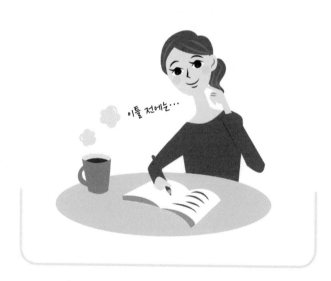

겉모습이 젊어지면
뇌도 젊어진다

'젊어 보이시네요'라는 말을 들으면 기분이 좋아진다. 다행히도 '젊어 보이고 싶다'는 마음처럼 외모에 신경 쓰는 것은 뇌 활성화에 큰 효과가 있다. 최근 연구에 따르면, 멋을 내고 겉모습이 젊은 사람이 요양원에 들어갈 위험성이 적다는 보고가 있었다.

또한, 뇌의 MRI 사진에서 보이는 젊음과 실제 그 사람의 외모와는 분명한 상관관계가 있는 듯하다. MRI 사진에서 뇌의 위축이 진행되어 인지기능이 저하된 사람은 겉모습도 실제 나이보다 더 늙어 보이는 경우가 많다는 것이 임상 현장에서의 인식이다.

그렇다고 '옛날부터 노안이었다'고 한탄하지는 말자. '동안'처럼 실제 외모가 중요한 것이 아니다. '겉모습에 신경을 쓴다'는 자체가 뇌의 활성화에 효과적인 것이다. 그리고 뇌가 활성화되면 젊게 꾸미는 일도 더욱 익숙해진다.

나이를 먹어가면서 멋을 부리는 데 소극적으로 변해가는 사람들도 있다. 그러면서 '부끄럽다'거나 '나잇값 못하는 것 같다'는 말을 한다. 그럴 때는 멋을 부린다고 생각하지 말고, 생각을 바꿔서 '옷차림에 신경 쓴다'고 생각해보면 어떨까?

외출할 일이 없으면 하루 종일 잠옷 차림으로 지내는 사람도 있을 것이다. 이래서는 하루의 리듬을 만들어내기 힘들어진다. 아침에 일어나면 평상복으로 갈아입자. 그 차림으로 아침 산책 정도는 나갈 수 있을 만큼만 갖춰 입는다면, 뇌가 확실히 '아침'이라고 인식하여 활기차게 하루를 시작할 수 있을 것이다.

포인트는 '작은 변화'다. 예를 들어 머리 스타일을 바꿔보자. 머리 가르마를 이때까지와 반대 방향으로 하기만 해도 겉으로 보이는 이미지가 상당히 달라진다. 이 정도라면 1분 만에 가능하다. 그럴 마음이 생긴다면 거울을 보고 새로운 옷차림에 도전해보아도 좋다. 여성이라면 브로치 등의 액세서리를 하나 더해보는 것도 가벼운 기분 전환이 된다.

뇌는 변화가 일어나면 '자극'이라고 받아들이고 활성화된다. 뇌가 활성화하면 외모도 젊어진다. 거울을 볼 때 '어쩐지 오늘은 젊어 보인다'고 생각이 되면 기쁘고 즐거운 기분이 든다. 그런 긍정적인 마음의 파동이 마음과 뇌를 젊고 건강하게 만든다.

겉모습이 젊어지면 뇌도 젊어진다. '나이에 맞게'라는 편견은 버리도록 하자.

멋을 내서 뇌와 마음을 젊게 만들자

1 겉모습에 신경 쓰는 것은 뇌의 활성화에 큰 효과가 있다.

2 임상의료 현장에서는 MRI에서 보이는 '뇌의 나이'와 '겉모습 나이'에 분명한 상관관계가 있다는 것이 통설이다.

3 멋을 내는 일이 익숙하지 않더라도 '옷차림에 신경 쓴다'는 생각으로 발상을 전환해보자.

4 뇌가 활성화되는 '작은 변화'는 머리 가르마를 반대쪽으로 하는 것만으로도 가능하다. 1분 만에 할 수 있는 뇌활동이다.

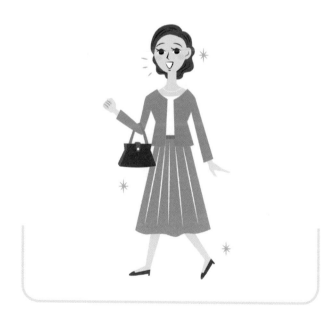

매일 요리를 하는 것은
강력한 뇌 트레이닝이다

식사는 매일의 즐거움이다. 그런데 식사를 단지 먹는 것으로만 생각하면 아깝다. 사실 '요리하기'는 강력한 뇌 트레이닝이기 때문이다. 인지기능이 쇠퇴하면 해마가 담당하는 '단기기억'의 저하와 더불어 함께 쇠퇴하는 기능이 '주의분할기능'과 '계획력'이다. '주의분할기능'은 동시 진행으로 일하는 능력, '계획력'은 문자 그대로 계획을 세우고 일을 진행하는 능력이다.

특별한 일이 아니더라도 일상생활 속에서 이 두 가지 인지기능을 동시에 사용하는 것이 '요리'다. 매일 자연스럽게 요리를 해온 사람에게는 특별한 뇌 트레이닝이라고 생각되지 않을지도 모르겠다.

사실 요리는 나눠서 생각하면 몇 단계의 작업이 있다. 먼저 메뉴를 생각하고, 냉장고에 있는 재료를 떠올린 다음, 필요하다면 재료를 사러 나가기도 한다. 요리를 시작하기 전에 이미 여러 가지 작업을 하고 있는 것이다. 그리고 요리를 시작하면 밑반찬을 준비하고, 뜨거워야 할 음식은 데우고, 차가워야 할 음식은 식혀서 식사 시간까지 요리를 완성하지 않으면 안 된다. 또한, 국물은 깊은 그릇에, 반찬은 접시에 담는 등 각각 어울리는 식기에 담고, 테이블에 올리는 단계도 거치게 된다. 재료를 자르는 동시에 뜨거운 물을 끓이고, 야채를 씻은 다음 바로 국물을 내는 등 여러 동작을 자연스럽게 하면서 생각하는 힘, 기억력, 순서를 정하는 능력을 모두 활용한다. 이처럼 요리는 훌륭한 '계획력' 트레이닝이 된다.

메뉴를 정할 때는 가족들의 건강 상태를 고려하여

제철의 식재료를 사용하거나, 새로운 메뉴에 도전해보는 것도 뇌에 커다란 자극이 된다.

요리는 동시에 작업을 진행하는 경우도 많다. 이 동시 진행에서 여러 가지 작업을 효율적으로 하는 데는 뇌의 '주의분할기능'이 중요한 역할을 한다.

요리를 전혀 해본 적 없는 사람도 있을지 모른다. 그런 사람들에게야 말로 요리는 뇌 트레이닝을 할 수 있는 아주 훌륭한 기회다. 뇌는 새로운 것에 도전할 때 커다란 자극을 받는다. 요리 경험이 적으면 '요리로 할 수 있는 뇌활동'의 여지가 크다.

그렇기는 하지만, 조금 옛날만 해도 '남자는 주방에 들어가면 안 된다' 같은 말이 있었듯이 '요리는 라면 끓이기 정도'밖에 못하는 남자도 있다. 여자라도 요리에 자신이 없는 사람이 있을 것이다.

그럴 때는 먼저 '먹고 싶은 것'을 떠올려보자. 차

려준 음식을 잠자코 먹는 것은 하나의 미덕이다. 만들어준 사람에게 '맛있다'고 말하며 먹으면 반대로 고맙다고 할 것이 분명하다. 그때 한발 더 나아가 '먹고 싶은 것'을 요청해본다면 어떨까? 이거라면 가볍게 1분만에 가능하다.

최근 유행하는 식사 메뉴를 시도해보는 방법도 좋다. 마트에서 판매하는 새로운 재료들에 자극을 받는 것도 좋은 뇌 트레이닝이다

요리에 조금 흥미가 생겼다면, TV에 나오는 초보자용 요리 방송이나 유튜브 등에서 만들고 싶은 요리 동영상을 찾아 보는 것도 참고가 된다. '직접 만들어보자'는 기분이 든다면 성공이다. 뇌가 활성화하여 두근거리는 기분이 된다.

또한, 음식을 직접 만들면 외식이나 사서 먹는 반찬보다 첨가물을 적게 넣어 건강하게 먹을 수 있다. 야채를 많이 사용하여 요리하면 더욱 좋다. 가족과 친구 등

누군가와 식탁에 둘러 앉아 먹을 기회가 있다면 마음
에 좋은 영양이 되기도 한다.

요리를 만들 기회는 그야말로 1년에 365일 있다. 바
로 눈앞에 있는 기회를 살려 훌륭한 뇌활동을 해보자.

요리는 강력한 뇌 트레이닝이다

1 '요리'는 강력한 뇌 트레이닝이다.

2 '요리'는 인지기능을 담당하는 해마의 '주의분할기능'과 '계획력'을 동시에 사용하기 때문이다.

3 요리에 자신이 없는 사람이어도 괜찮다. 먼저 '먹고 싶은 것'을 생각하고, '마트에 가는 것'도 훌륭한 뇌활동이 된다.

4 매일 '요리'를 만들면 '재료를 구하는 것', '순서를 정하는 것' 등 생각할 기회가 많아지기 때문에 뇌가 더욱 활성화된다.

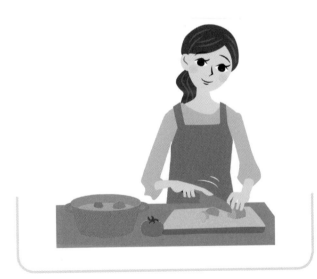

'행복도'가 수명을 늘린다.
'두근거림 발견 시트'

최근의 연구보고에서 '주관적 행복도', 다시 말해 스스로 '행복하다'고 느끼는지에 따라 수명이 바뀐다는 연구결과가 있었다. 실제의 환경에 상관없이 기쁨이나 행복, 즐거움을 느끼는 긍정적인 감정이 있으면, 몸과 마음에 오는 스트레스가 줄어서 여러 가지 병에 걸릴 위험성이 낮아지고, 순환기능이 좋아져서 오래 살 수 있다고 한다.

'어떻게 해야 행복을 느낄 수 있을까?'라는 의문이 생겼다면 '두근거림'을 갖는 시간을 늘리도록 하자. '두

근거림'을 통해 신경전달물질의 하나인 도파민dopamine
의 분비를 촉진하는 부분이 활성화된다. 도파민은 쾌
감이나 행복감을 느끼게 하고, 의욕이 생기게 하는 뇌
속 호르몬의 일종이다. 이를 통해 '두근거림'과 '행복
감'이 늘어난다. 즉, 행복을 느끼게 되어 '행복도'가 높
아지고, 수명도 늘어나는 것이다. 행복을 느끼면 수명
이 늘어난다니 꿈만 같은 이야기다.

좋아하는 사람에게 '두근'거리는 것도 여성호르몬인
에스트로겐estrogen을 대량 방출하게 해서 해마가 활발
하게 활동하여 뇌를 자극한다. '뇌의 인지기능을 높이
기 위해서는 해마를 자극해야 한다'고 '이틀 전 일기'
부분에서 말했듯이 '두근거림'은 뇌의 인지기능을
높이는 것과 연결되어 있다. 뇌의 노화 예방이나 치
매 예방에도 도움이 되어 일석이조다.

연애 감정뿐 아니라 누군가를 보고 '멋있다'고 느끼
거나 설레는 기분이 드는 것만으로도 충분하다. TV에
나오는 멋있는 배우를 보고 두근거림을 느끼는 1분 만

으로도 뇌는 활성화된다. 그 외에 취미를 즐기거나, 마음에 맞는 친구를 만나거나, 영화에 감정을 이입하여 보는 것도 '두근거림'으로 뇌가 활성화된다.

이렇게 이야기해도 두근거림을 느껴본 지 너무 오래되어서 걱정스러운 사람도 있을 것이다. 그럴 때는 과거로 눈을 돌려보자. 옛날에 정말 좋아했던 연예인이나 가수의 노래를 들어보고, 지금은 약간 시들해진 취미를 떠올려 다시 시도해보거나, 추억의 영화를 보거나, 흥미가 있었던 것을 찾아보는 등의 시도를 해보면 좋다. '두근거림'을 재발견하는 힌트가 될지도 모른다. 다음 페이지에 있는 '두근거림 발견 시트'를 꼭 활용하길 바란다.

의외라고 생각할지도 모르지만, '뇌와 몸에 좋은 습관'이 반대로 스트레스가 되는 경우도 있다. 가끔씩 일탈해서 건강 습관을 잊고 편하게 지내거나, 좋아하는 것을 즐겨보는 것도 자극이 되어 뇌와 몸의 건강에 오히려 효과적으로 작용하기도 한다. 치매 예방은 아주 중요하지만, 우리의 궁극적인 목적은 '건강하게 오래 사는 것'이다. 매일 '두근거림'을 잊지 말고 행복도를 높이도록 하자.

두근거림 발견 시트

어린 시절부터 지금까지 **좋아했던 노래**를 3곡 이상 적어보자.
또, 그 시절 무엇을 하고 있었는지도 생각해보자.

1
2
3
4
5

좋아했던 책을 3권 이상 적어보자. 또, 그 시절 무엇을 하고 있었
는지도 생각해보자.

1
2
3
4
5

좋아했던 가수, 배우, 탤런트(연예인)를 3명 이상 적어보자. 또,
그 시절 무엇을 하고 있었는지도 생각해보자.

1 ....

2 ....

3 ....

4 ....

5 ....

추억의 장소, 가보고 싶은 곳을 적어보자.

위에 적은 것들 중에 다시 한번 **'두근거림'**을 느낄 수 있을 것 같
다고 생각한 것을 골라보자.

'만나고, 대화하고, 교류하는' 커뮤니케이션 뇌활동

간단하게 '1분 만에 할 수 있는 뇌활동'으로 강력하게 추천하고 싶은 것이 '인사'다. 뇌를 활성화시키고 젊게 유지하는 데는 다른 사람과 만나거나 대화를 나누는 커뮤니케이션이 효과가 있다는 사실이 의료·연구 현장에서 입증되고 있다. 그중에서 가장 간단하게 할 수 있는 것이 '안녕하세요'라고 인사하는 것이다. '안녕하세요'로 시작하는 뇌활동을 통해서 건강한 아침 습관을 만들어보면 어떨까?

가족과 함께 지내는 사람은 아침에 일어나면 아침

인사를 하고, 외출할 때는 '다녀오겠습니다'라고 하는 등 수시로 말을 하자. 의식적으로 인사를 하면 기분도 좋아진다. 상대방의 안색은 어떤지, 어떤 상태인지 등 '생각을 나누는 것'도 커뮤니케이션의 일부다.

혼자 사는 사람이라도 아침저녁으로 산책을 하면서 이웃에게 '안녕하세요'라고 인사해보자. 자주 가는 가게의 점원에게 말을 건네는 등 커뮤니케이션을 나눌 수 있는 상황은 의외로 많다.

이웃에게 웃는 얼굴로 인사하다 보면, 매일 서로 인사를 나누는 습관이 생길지도 모른다. 짧은 시간이라도 다른 사람과의 대화는 단어를 선택하고 상대의 상태를 배려하는 등 의외로 머리를 사용하여 뇌를 크게 활성화시키는 일이다.

이와 반대로, 커뮤니케이션이 부족한 사람에 대한 연구보고도 있다. 네덜란드 암스테르담 자유대학 의료센터 정신과의 연구보고서에는 혼자 사는 사람이나 가족·친구와 왕래가 없는 '사회적으로 고립된' 사람들, 혹은 고독감을 느끼는 사람들의 치매 발생률이 2.4배 높다고 한다.

고독감은 사람과 만나 대화를 나누면 해소될 수 있다. 누군가와 커뮤니케이션을 하는 것만으로도 뇌가 활성화되고 고독감도 해소된다면, 아주 효율이 좋은 뇌 트레이닝이라고 할 수 있을 것이다.

다만, '스트레스가 되는 인간관계'는 반대로 뇌에 악영향을 끼친다. '어쩔 수 없이' 억지로 참석한 모임은 오히려 몸과 뇌를 지치게 만든다. 그럴 때는 무리하게 나갈 필요 없다. '다른 일정이 있어서'라고 이유를 대는 등 요령껏 거절하는 방법을 찾는 것도 훌륭한 뇌활동이다. 인간관계를 다시 생각해보는 것도 건강하게 살기 위한 훌륭한 지혜다.

정신적으로 지친 상태라서 '다른 사람과 만나는 것 자체가 귀찮을' 때도 있다. 이럴 때도 일단 나가서 다른 사람과 만나보면 여러 가지 자극이 생겨서 피곤을 잊게 될 수도 있다. 만나면 즐겁고, 자극을 받을 수 있어서 힘이 나는 인간관계를 늘려가길 바란다.

혼자 사는 사람이나 정년퇴직 등으로 일을 하지 않을 경우는 다른 사람과 커뮤니케이션 할 기회가 별로 없을지도 모른다. 이런 사람들은 더욱 적극적으로 누군가를 만나고 대화할 일정을 만들도록 하자. '1분 뇌 활동'이라고 마음먹고, '이번 주에는 누군가와 만날 약속을 잡자'고 스스로 목표를 만들고 노력해보기를 바란다. 그러면 약속을 하는 자체가 하나의 즐거움이 된다.

또한, 외출할 때는 옷차림에 신경을 쓰자. 자신도 스스로 기분이 좋아지고 만나는 상대방에게도 좋다. 이런 것들은 좋은 자극이 된다.

실제로 나가지 않더라도 최근에는 인터넷 등을 사용하여 SNS로 커뮤니케이션이 활발하다. '몇십 년 만에 옛 친구와 연락이 됐다'거나 '유명인과 대화를 나눴다'는 등 SNS에서만 가능한 새로운 교류가 생겨나게 되었다. 글을 올리는 스타일도 일반적으로 정보를 올리는 사이트부터 사진만 있는 사이트까지 다양해졌다. 새로운 커뮤니케이션의 장으로서 시도해보는 것도 좋다. 여러 가지 방법으로 가장 강력한 뇌활동인 '커뮤니케이션'을 활용해보도록 하자.

커뮤니케이션으로 뇌활동 하기

1 '인사'나 '타인과의 커뮤니케이션'은 의료와 연구 현장에서 뇌활동 효과가 증명되었다.

2 '안녕하세요', '감사합니다' 등 주변 사람들에게 인사하거나, 자주 가는 가게 점원에게 적극적으로 말을 건네보도록 하자.

3 누군가와 대화를 나누는 것을 통해 뇌는 건강해진다. 전화도 좋다.

4 조금 귀찮을 때도 '1분 뇌활동'이라고 생각하고, 적극적으로 누군가와 만나 소통하도록 노력해보자.

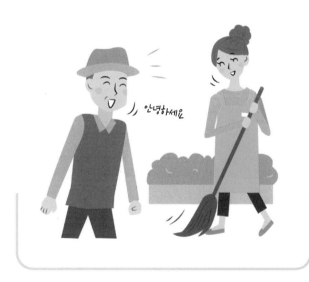

'주로 쓰는 손'과 '반대 손'이 포인트! 좌뇌, 우뇌 트레이닝

본인이 '주로 쓰는 손'은 오른손인가, 왼손인가? 일상생활에서는 '주로 쓰는 손'을 사용할 때가 많을 것이다. 양치질을 할 때도, 젓가락을 잡을 때도, 펜을 잡을 때도, 계산기를 쓸 때도 '주로 쓰는 손'을 사용하는 사람이 대부분일 것이다.

뇌는 새로운 일에 도전하면 활성화된다. 그래서 양치질과 같은 일상생활 속에서 '주로 쓰는 손'이 아닌 '반대 손'을 사용하면 뇌가 활성화된다. 예를 들어, 오른손이 주로 쓰는 손인 사람이 왼손으로 양치질을 한다면 1분 뇌활동이 된다. 양치질 정도로 뇌활동이 되다니 과장이 심하다고 생각할 수 있겠지만, 한 번 시도해보기 바란다. 처음에는 놀라울 만큼 어색한 느낌이 든다. 양치질 자체가 원래 어려운 일이 아닌데도 제대로 닦였을지 걱정이 될 정도다.

주로 쓰는 손만 사용하면 오른손잡이는 좌뇌, 왼손잡이는 우뇌가 우위가 된다는 설도 있다. 이런 현상을 바꾸기 위해서도 '새로운 도전'으로 '주로 쓰는 손'과 '반대 손'을 함께 활용하도록 하자. 매일 도전할 때마다 뇌가 활성화된다.

젓가락이나 펜을 '주로 쓰는 손'이 아닌 '반대 손'으로 잡는 것은 조금 난이도가 높을지도 모르지만, 계산기를 사용하거나 욕실에서 몸을 씻는 정도는 시도해볼 만하다. 평범한 일상생활 속에서 뇌활동의 기회로 활용해보자.

주로 쓰는 손과 반대 손을 사용하자

1 '주로 쓰는 손'이 아닌 '반대 손'을 사용하면 뇌활동이 된다.

2 뇌는 작더라도 '새로운 것에 도전'하면 활성화된다.

3 양치질이나 펜으로 글씨를 쓰는 것 자체는 그렇게 어려운 일이 아니다. 이것을 반대쪽 손으로 하게 되면 놀라울 정도로 위화감이 드는데, 이것이 뇌가 활성화되었다는 증거다.

4 젓가락질이나 가위질에도 도전해보자.

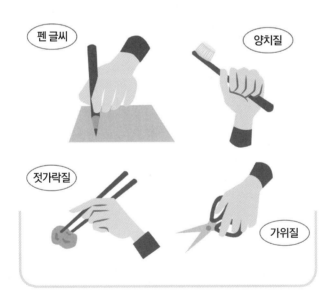

펜 글씨   양치질   젓가락질   가위질

최강의 기억법
'몸으로 기억하기'

'뇌활성인데 몸으로 기억한다?'라고 의문을 갖는 것은 당연하다. 몸으로 기억한다고 말했지만, 사실 기억하고 있는 것은 '뇌'다. 마치 몸으로 기억하고 있는 듯이 무의식적으로 행동할 수 있는 상태를 '절차기억'이라고 한다.

어린 시절 자전거를 처음 탔을 때, 몇 번씩 넘어지면서 배운 사람이 많을 것이다. 하지만 타는 법을 일단 익힌 다음에는 '자전거 타는 법'을 하나하나 생각하면서 타지 않는다. 몸으로 기억한 듯한 기억은 쉽게 사라지지 않는 것이 특징이다. 몸으로 기억한 것은 자전거 타는 법 이외에도 이름 쓰는 법이 있다. 지금까지 몇 번이나 써왔는지 모르지만 완전히 몸에 스며들어 있는 것이 보통이다. 양치질 등의 '습관'도 몸으로 기억한 기억의 일종이다. 매일 별생각 없이 반복하면서 몸이 기억하여 '식후에는 양치질'을 무의식적으로 한다.

이렇게 한 번 익힌 것이 쉽게 잊히지 않는다면 몸의 기억법에 대해서 조금 더 자세히 알고 싶을 것이다. 그렇다면 자전거 타는 법을 익혔을 때를 떠올려보자. 무언가를 몸에 익히기 위해서는 여러 번 반복해야 한다. 처음에는 뇌에 새로운 정보지만, 반복해서 하는 동안 정착하여 '절차기억'이 되어 무의식적으로 할 수 있게 되는 것이다. '머리로 기억하는 기억'과 '몸으로 기억하는 기억', 이 두 가지 뇌의 힘을 모두 활용할 수 있기를 바란다.

'몸으로 기억하는' 기억법

1 자전거를 타는 방법 등 몸으로 기억한 것처럼 무의식적으로 행동할 수 있는 상태를 '절차기억'이라고 한다.

2 세수나 식사, 운동 등 몸으로 기억한 기억은 잊히지 않는 것이 특징이다.

3 새로운 것이라도 매일 몇 번씩 반복하면 무의식적으로 할 수 있게 된다.

4 '머리로 기억하는 기억'과 '몸으로 기억하는 기억'. 이 두 가지 뇌의 힘을 모두 활용하도록 하자.

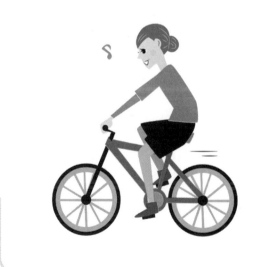

여행으로 활기차게,
여행은 뇌를 젊게 만드는 특효약

일상을 벗어나 여행을 가면 말로는 설명할 수 없는 해방감이 있다.

여행가는 그 자체가 뇌의 인지기능을 높일 수 있을까? 2016년 도호쿠 대학 고령의학 연구소는 여행회사와 함께 '여행이 치매 예방에 미치는 효과 연구'를 시작했다고 발표했다. 연구는 이제 막 시작한 상태지만, 사전조사에서는 과거 5년간 여행 횟수가 많은 사람일수록 '자신의 인생에 대한 실망감이 낮다'는 결과가 나왔다. 현재는 '여행하는 빈도가 높은 고령자는 주관적 행복감과 스트레스에 대한 대처능력이 높고, 인지기능 저하를 억제한다'는 가설을 기반으로 연구를 진행하고 있다.

'여행'을 떠올리는 것만으로도 두근거리는 기분이 들고 행복감이 높아지는데, 덕분에 뇌도 활성화된다면 이 또한 일석이조다. 실제로 여행가는 활동은 시간이 걸리는 일이지만, '어디로 여행을 가자'고 마음먹는 것은 1분 만에 가능한 뇌활동이라고 할 수 있다.

'여행'이라는 말을 들으면 며칠씩 시간을 낼 수 없거나 경제적 부담이 되는 사람들은 소극적이 되기도 한다. 그런 경우에는 '당일치기 여행'은 어떨까? 평소와는 다른 교통수단을 이용하여 지방에 가서 유명한 식당에서 점심을 먹고, 기념사진을 찍는 등 당일치기도 훌륭한 여행이 될 수 있다. 가벼운 몸과 마음으로 다녀올 수 있는 점이 아주 큰 장점이다.

처음 가보는 곳에 가게 되면 우뇌가 강력하게 활

성화된다고 한다. 평소와 다른 자극을 많이 받기 때문에 뇌 활성화에는 절대적인 효과가 있다.

또한, 여행에서는 사전준비도 즐거운 일이다. 여행지의 명물을 찾아보거나 사진 촬영지를 찾아보는 등 '여행 계획을 세우자'. 그러면 뇌가 전부 가동된다. 지금까지 경험하지 못한 새로운 일에 도전하기 때문이다. 뇌활동의 핵심은 '새로운 일'이기 때문에 멀지 않은 곳으로 가는 '당일치기 여행'이라도 효과 만점이다.

여행 계획을 세울 때 조금 더 욕심을 내보자면, 자연에 둘러싸인 장소를 방문하는 것은 어떨까? 자연 속에서 지내면 스트레스 해소 효과가 높다는 연구가 발표되어 있다. 푸르른 녹색 숲과 해변에는 몸에 좋은 건강 성분이 공기 중에 포함되어 있다.

자연 속에서 하이킹이나 캠핑을 하는 방법도 추천한다. 지도와 나침반에 의지하여 길을 걸으며 평소에 보지 못했던 넓은 하늘을 느끼는 것만으로도 밖에 나올

가치가 있다. 우거진 나무들의 바스락거림이나 밀려오는 파도 소리에는 뇌파를 안정시켜주는 효과가 있다고 보고되어 있다.

여행을 즐기고 돌아온 후에는 여행 앨범을 만들어보자. 사진을 정리하는 앨범 만들기는 뇌를 자극하는 요소가 많다. 새로운 경험을 정리하고 앨범을 만들면, 여행의 기억들을 여러 번 떠올리게 하여 기억이 정착하는 것을 돕는다. 함께 다녀온 사람과 추억을 나누면 행복감이 더욱 높아진다.

여행 티켓이나 사진을 붙여 여행 일기를 꾸미는 작업도 추천한다. 즐거운 여행의 추억은 다음 여행에 대한 의욕을 높여주고, 다른 사람과 추억을 공유할 때도 도움이 되는 최고의 여행 기념품이다.

때때로 일상을 잊고 가깝고 짧은 시간이라도 여행을 다녀오면 뇌활동에 큰 효과가 있다. 적극적으로 여행을 즐기길 바란다.

여행은 뇌를 젊게 만드는 특효약

1 여행을 가면 뇌가 활성화된다는 연구가 시작되었다.

2 실제로 가지 않더라도 '여행을 가자'고 생각하는 것만으로도 뇌활동이 된다.

3 뇌활동의 핵심은 '새로운 일'이기 때문에 가까운 곳으로 가는 당일치기 여행도 효과가 있다.

4 집에 돌아온 뒤 여행 앨범을 만들면 좋다. 뇌를 단련할 수 있는 요소가 많다. 만든 앨범을 여러 번 반복해서 보면 기억이 정착되고 행복감도 높아진다.

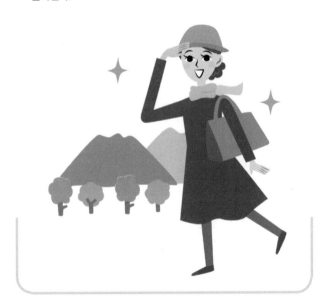

취미를 갖는 것은
뇌에 좋을 수밖에 없다

활기차게 취미를 즐기는 사람은 언제나 젊다. 취미에는 뇌에 좋은 효과가 많기 때문이다. 지금까지는 바빠서 취미를 갖기 힘들었다고 하더라도 늦지 않았다. 여유가 생기면 무엇이든 시작해보자.

추천하는 취미로는 먼저 '손'을 사용하는 것들이다. 뜨개질이나 바느질, 소품 만들기, 도예, 회화 등 손으로 무언가를 만드는 취미는 어떨까? 제1장에서 말했듯이 손을 쓰면 뇌의 혈류량이 많아진다. 뇌의 활성화에는 단연코 손을 사용하는 취미를 추천한다.

또한, 무언가를 만들다 보면 디자인과 순서를 생각하는 상상력, 계획력이 길러진다. 그리고 집중하고 몰두하여 완성시켰을 때는 성취감이 생긴다. 작은 것이라 해도 성취감은 '행복감'과 연결된다. 이 일련의 과정이 전부 뇌의 영양분이라고 할 수 있으며, 훌륭한 뇌활동이 된다.

서예나 그림, 색칠공부 등은 비교적 간단하게 시작할 수 있다. 노래방에 가거나 요리를 하는 것도 좋은 뇌활동 효과를 기대할 수 있다. 바둑이나 장기, 보드게임 같은 지적인 게임들은 다른 사람과 커뮤니케이션도 할 수 있어 뇌에 좋은 자극이 많이 된다. 몸을 움직이는 운동인 춤, 무용, 요가도 추천한다. 취미의 종류는 중요하지 않다. 일단 시작해보는 것이 중요하다.

그럼에도 불구하고 평생 취미 없이 살다 보니 무엇을 해야 할지 전혀 모르겠다는 사람도 있을지 모른다. 그런 사람에게는 취미를 찾을 수 있는 힌트가 있다.

● 어린 시절 혹은 학창시절 해보았던 취미에 다시 도전한다

● 취미와 관련된 방송을 보고 흥미가 생기는 것을 찾는다

● 지역주민센터의 교육강좌나 취미교실에 참가해본다

● 주변 사람들의 취미를 시험 삼아 따라 해본다

조금이라도 '괜찮다' 싶은 정도의 관심만 생기면 일단 해보길 바란다. 아니다 싶으면 가볍게 다른 것을 찾으면 된다. 새로운 일에 도전하는 자체만으로도 뇌에는 아주 좋은 자극이 된다. 여기서 핵심은 '취미를 발견해야 한다'고 너무 집착하지 않는 것이다. 가벼운 마음으로 도전해보자.

가벼운 취미 중에서도 '사진 촬영'은 뇌활동에 좋은 점이 많다. 먼저 무엇을 찍을지 결정하면, 촬영을 위해 특정 장소로 나갈 마음이 생기게 된다. 단풍을 찍는다면 '이곳', 벚꽃을 찍는다면 '저곳'처럼 계획을 세우는 데도 열의가 생겨서 훌륭한 뇌 트레이닝이 된다. 그리고 촬영 장소에 가서도 좋은 구도를 위해 이동하는 등

생각보다 먼 거리를 걷게 될지도 모른다. 보다 좋은 피사체를 찾아 시야를 넓게 유지할 수도 있다.

'카메라는 비싸서' 피하게 되는 사람도 있을지 모르겠다. 최근에는 스마트폰으로도 놀라울 만큼 본격적인 사진 촬영이 가능하다. 렌즈를 달아서 광각 촬영도 가능하고, 편집 애플리케이션도 많이 나왔기 때문에 촬영 후 정리와 편집도 쉽게 할 수 있다. 바라던 사진을 찍을 수 있다면 성취감이 생겨 행복도가 한층 높아진다.

조금 난이도가 높아지겠지만, 피아노 등의 악기를 연주하면 뇌는 기능을 최대한 활용하게 된다. 양손을 사용하여 서로 다른 음을 연주하고, 악보도 읽기 때문이다. '치매 예방에는 피아노가 좋다'고 알려진 이유다. 설령 잘 연주하지 못하고 즐기기만 한다 해도 뇌는 젊어진다.

'취미'를 통한 뇌활동은 좋은 점이 가득하다

1 취미는 뇌에 좋은 효과가 많다.

2 특히 '손'을 사용하는 취미를 추천한다. 손을 사용하면 뇌의 혈류량이 많아져서 효과가 좋다.

3 취미가 없더라도 옛날에 해본 적 있거나, 취미교실에 참가하는 등 관심이 생기면 도전해본다. 그것만으로도 뇌에 좋은 자극이 생긴다.

4 사진을 찍거나 악기를 다루는 것도 뇌활동에 추천하는 취미다.

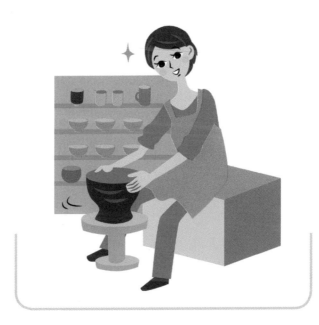

'새로운 것'에 행복이 있다. 도전으로 뇌를 활성화하자

새로운 것에 도전하고 있는가? 호기심이 왕성하고 계속해서 새로운 것에 도전하는 사람은 겉보기에도 젊어 보인다. '겉보기에 젊어 보이면 뇌도 젊다'. 그렇기 때문에 뇌도 활성화되어 있다. 뇌기능 전문가인 의사 가토 토시노리는 '호기심은 뇌에 최고의 영양분'이라고 말했다.

최근에는 인터넷 환경이 좋아져서 새로운 서비스나 전자기기가 계속해서 나오고 있다. 검색 서비스도 놀라울 정도로 좋아졌기 때문에 조금이라도 흥미가 생기는 것은 편리한 인터넷 검색으로 찾아보도록 하자. 1분 만에 할 수 있는 뇌활동이다. 새로운 취미에 도전할 때 어떤 준비가 필요한지 등을 인터넷 검색으로 찾아보는 것도 취미에 대한 이미지를 분명히 하기 때문에 추천한다. 어떤 수업이 있고, 어떤 사람이 대상이고, 비용은 어느 정도 드는지 바로 알아볼 수 있는 편리한 시대가 되었다.

정보를 알았다면 한 번쯤 시도해보는 것이 좋다. 옛날에는 무언가를 알아보려면 지하철을 타고 도서관에 가서 사서에게 책을 문의하고 자료를 찾는 등 많은 과정이 필요했다. 지금이라면 집에서 가볍게 스마트폰으로 검색할 수 있다.

이토록 좋은 환경에 있기 때문에 도전하는 것에 늦은 때는 없다. 이제 '나이가 들어서'라는 핑계로 도전을 포기하는 일은 멈춰야 한다. 한 번쯤 연주해보고 싶었던 악기는 없었는지, 미술품을 감상하는 입장에서 만드는 입장이 되고 싶지는 않은지 생각해보면 좋다. 요리를 할 때 새로운 식재료나 메뉴에 도전해보는 것도 뇌에 신선한 자극이 된다.

만약 새로운 취미나 도전이 작심삼일로 끝난다고 해도 괜찮다. 3일간 계속했기 때문이다. 나중에 다시 하고 싶어질 때 다시 도전하면 된다. 키워드는 '일단 시작하는 것'이다.

도전해봤지만 '조금 어렵다'고 느껴지는 일도 있을 것이다. 신경 쓰지 말고 다음 도전을 찾아보자. 적어도 도전했던 사실은 남는다. '대화의 화제'로 삼을 수 있을 정도로 긍정적인 마음을 가지도록 하자.

자신이 즐길 수 있는 일을 점점 늘려가면 새로운 자극을 받을 수 있다. 그렇게 인생을 즐기고 행복감 있는 매일을 보내면 뇌에도 힘이 생기고 더욱 활성화된다. 호기심으로 새롭게 하는 도전은 뇌에 장점밖에 없다. 지금부터 바로 시작해보자.

목욕으로 안티에이징?
뇌에 생기를 되돌리는 목욕

잠들기 전에 하는 목욕은 그날의 피로를 풀어주는 행복한 활동이 된다. 몸과 마음의 긴장이 사라지면 피로가 회복될 뿐 아니라 기분도 좋아져서 편하게 잠들 수 있다.

우리 몸은 체온이 내려갈 때 졸음을 느끼기 때문에 밤에 하는 목욕은 잠들기 1~2시간 전에 37~40℃의 미지근한 물에서 20~30분 정도 느긋하게 몸을 담그는 것이 이상적이다. 그러면 몸이 휴식 모드가 되고, 부교감신경이 우위를 차지하여 편안하게 수면을 취할 수 있는 상태가 된다.

입욕 시에 1분 뇌활동으로 효과적인 방법은 입욕할 때 좋아하는 입욕제나 아로마오일로 향기를 더하는 것이다. 좋은 향기는 뇌를 편안하게 만들어 수면의 질이 더욱 좋아진다.

목욕은 물의 온도에 따라 자극기능이 달라진다. 42℃ 이상이 되면 교감신경이 자극되어 뇌와 몸이 긴장 상태가 된다. 뇌졸중이나 심근경색의 위험도 커지기 때문에 뜨겁게 목욕하는 것을 좋아하더라도 몸 상태가 좋을 때 하도록 하자. 잠도 깨버리기 때문에 취침 전에는 피하는 것이 좋다.

뇌를 노화시키는 커다란 요인 한 가지는 스트레스다. 스트레스에 대항하고 해소하는 데 도움이 되는 방법 중 한 가지가 목욕이다. 부교감신경이 우위가 되어 심신을 안정시키는 효과가 있고, 미지근한 욕조에 하반신을 오랫동안 담그고 있으면 스트레스 해소 효과를 기대할 수 있다.

취침 때까지 시간이 있다면 반신욕을 추천하지만, 잠들기 전까지 시간이 별로 없는 경우에는 샤워만 하는 것이 수면에 좋다. 반신욕은 체력을 소모하기 때문에 피곤할 때는 족욕만 하는 방법도 있다. 취침 전까지의 시간과 목욕물 온도에 주의하도록 하자.

치매 예방에 의외로 효과적이라고 보고되어 있는 것이 바로 사우나다. 사우나의 본고장인 핀란드의 쿠오피오 지역에서 있었던 연구에 따르면, 한 주에 4~7회 사우나를 하는 사람은 한 주에 1회 사우나를 하는 사람에 비해 치매 발생 위험률이 65% 낮았다고 한다. 스트레스 해소와 다이어트에만 효과적이라는 인식이 있는 사우나지만, 뇌활동에도 효과가 있다는 것이다. 땀을 내면 생기는 디톡스 작용으로 인한 것일 가능성도 있지만, 이 점은 아직 명확하게 밝혀지지는 않았기 때문에 앞으로의 연구를 기대해보자.

또한, 목욕 시에는 온도 변화에 주의해야 한다. 급격한 온도 차이는 '히트쇼크'가 되어 심근경색과 뇌졸중의 위험성이 있다. 겨울에는 특히 실온을 고려하여 목욕물의 온도에 주의하도록 하자.

목욕으로 안티에이징

1 밤에 하는 목욕은 잠들기 1~2시간 전에 40℃ 전후의 미지근한 정도의 물에서 20~30분 정도 여유 있게 하는 것이 이상적이다.

2 몸이 휴식 모드가 되고, 부교감신경이 우위가 되어 심신을 안정시키는 효과가 있다.

3 42℃ 이상의 뜨거운 물은 교감신경이 자극되어 잠에 들기 힘들어진다. 취침 전에는 피하도록 하자. 실온과 온도 차이에 의한 히트쇼크에도 주의가 필요하다.

4 사우나는 발한작용에 의한 디톡스 효과를 기대할 수 있다. 또 치매 발생 위험이 65%나 저하된다는 보고도 있었다.

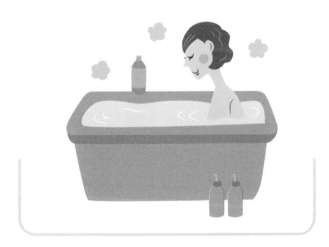

하루 7시간 수면으로
뇌 운동을 원활하게 한다

지금까지 1분 만에 가능한 가벼운 뇌 트레이닝에 관해 이야기했지만, 운동을 끝낸 다음에는 휴식이 필요하듯이 뇌도 휴식이 중요하다. 뇌의 휴식은 수면이다. 뇌는 자고 있는 동안에 기억을 정리하여 다음 날에도 원활하게 움직일수록 준비한다.

그토록 중요한 수면이 부족하면 뇌는 한순간에 노화된다. 싱가포르에서 진행한 수면과 치매 관련 조사에서는 수면 시간이 짧으면 뇌가 위축되는 속도가 빨라져서 인지기능이 저하될 수 있다고 보고되어 있다.

또한, 수면 시간이 부족하면 심신의 피로가 해소되지 않는다. 수면이 부족해서 아침에 몸이 찌뿌둥한 경험이 있을 것이다. 축적된 피로가 몸에 스트레스를 주고, 고혈압과 당뇨병 등의 대사증후군과 우울증을 가져오는 경우도 있다.

그렇다면 뇌에 가장 적합한 수면 시간은 몇 시간일까? 수면 시간과 사망률의 관계를 12년간 추적한 아이치 의과대학의 보고에 따르면, 7시간 수면하는 사람의 사망률이 가장 낮았고, 7시간보다 길어도, 짧아도 사망률이 높아졌다.

하지만 최적의 수면 시간은 개인차가 아주 중요하다. 7시간 기준을 염두에 두더라도, 낮에 심하게 졸음이 오고 아침이 개운하지 않고 불안한 기분이 드는 등 '수면부족 사인'이 있다면 '수면의 질'에 주목해야 한다. 거꾸로 말하면, 7시간 수면보다 짧은 수면 시간이라도 '수면부족 사인'이 없고 하루 종일 건강하게 지낼 수 있다면 그렇게 신경 쓸 필요가 없다는 것이다.

'수면의 질'을 위해서는 편하게 잠자기 좋은 환경을 만드는 것이 핵심이다. 여기서 1분 뇌활동이 필요하다. 115페이지를 참고하여 1분 만에 수면의 질을 올리도록 하자.

'수면의 질'을 높이는 가장 중요한 첫걸음은 규칙적인 생활 리듬이다. 취침시각과 기상시각을 정하여 매일 최대한 같은 시각에 자고 일어나는 습관을 들이면 수면에도 리듬이 생겨서 숙면할 수 있는 시간이 늘어나게 된다.

리듬을 습관으로 만들기 위해서는 '수면일기'를 쓰는 것이 아주 좋다. 특별한 일기장을 준비할 필요 없이 수첩 등에 적당히 메모한다. 1주일 정도 단위로 일기를 되돌려보면 의외로 불규칙한 시간에 잤다는 사실을 알게 될지도 모른다. 자각은 개선을 위한 첫걸음이다. 채 1분도 걸리지 않는 '수면일기'는 간단한 방법이기 때문에 추천한다. 그리고 아침에 일어나면 커튼을 열어 햇살을 받도록 하자.

'수면의 질'을 올리는 데는 잠들기 2시간 전을 보내는 법이 두 번째 핵심이다. 스마트폰이나 TV, PC 등의 밝은 화면을 보는 것과 녹차나 커피 등의 카페인 음료나 강한 술을 마시는 것은 수면을 방해한다. 미지근한 욕조에 들어가거나 스트레칭을 하는 등 잠자리에 들기 전에 여유를 갖는 습관을 갖도록 하자.

'잠들기 전에 추천한 것들을 하고 있지만, 좀처럼 숙면할 수 없다'고 느끼는 경우에는 의외인 방법이지만, 저녁식사 메뉴를 되돌아볼 필요가 있다. 저녁을 취침 시각 3시간 전에 먹어야 하는 것뿐 아니라 그 메뉴도 고민해봐야 한다. 미국 컬럼비아 대학 의료센터의 연구결과에 따르면, 저녁식사에 식이섬유가 많이 포함되어 있으면 '서파수면(수면 초반에 나타나는 안정된 상태의 수면)' 시간이 길어져서 질이 좋은 수면을 취할 수 있다고 보고되어 있다. 한편, 동물성 지방과 당질이 많은 식사를 하게 되면 중성지방이 높아져 수면의 질이 낮아진다는 결과가 있다.

식이섬유는 말린 표고버섯이나 콩비지 등에 많이 함유되어 있다. 말린 표고버섯과 콩비지는 건강한 요리 재료로 유명하다. 야채 위주로 식이섬유가 많이 든 메뉴의 저녁식사로 수면의 질을 높여보자. 뇌가 편안히 휴식을 취하여 아침부터 활기차게 움직일 수 있을 것이다.

수면의 질을 좋게 만들기 위해서는

하루를 보내는 법

● **아침 햇살을 받는다**

체내 시계가 맞춰져서 질 좋은 수면이 가능하다.

● **가볍게 몸을 움직인다**

활동량이 적으면 얕은 잠을 자게 된다. 적당한 운동은 수면의 질 향상과 연결된다.

● **낮잠은 15~30분 정도로 잔다**

낮잠을 잔다면 15~30분 정도로 자고, 가급적 빨리 일어나자. 지나치게 자거나 저녁 시간대에 자게 되면 밤에 잠을 자기 힘들어진다.

● **취침과 기상은 되도록이면 정해진 시간에 한다**

취침시간이 계속 바뀌면 몸의 리듬을 망가뜨리고 질 좋은 수면을 취할 수 없다.

잠들기 2시간 전을 보내는 법

- ☐ 스마트폰과 PC를 사용하지 않는다
- ☐ 과한 운동을 하지 않는다
- ☐ 술을 마시거나 과도한 음식을 먹지 않는다
- ☐ 커피 등의 카페인을 섭취하지 않는다
- ☐ 아로마 등의 향기를 통해 심신을 안정시킨다

수면은 뇌의 휴식 시간이다

1 뇌의 휴식은 수면이다. 수면이 부족하면 뇌가 한번에 노화된다는 조사도 있다.

2 7시간 수면하는 사람의 사망률이 가장 낮다고 보고되어 있다. 낮에 졸리는 등 '수면부족 사인'에 주의하도록 하자.

3 '수면의 질'을 높이기 위해서는 규칙적인 생활 리듬이 중요하다. '수면일기'를 통해 습관을 들이도록 하자.

4 잠들기 2시간 전에는 시간을 여유 있게 보내도록 하고, 저녁식사는 식이섬유가 많이 들어 있는 메뉴가 수면의 질을 높이는 데 좋다는 연구결과가 있다.

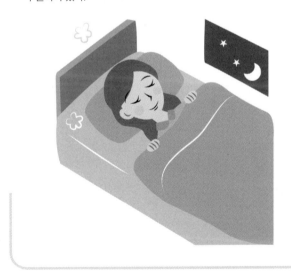

뇌의 구조와 기능

뇌는 몸의 사령탑이다. 전신의 운동을 비롯하여 무의식적으로 행하는 호흡과 심장의 움직임도 모두 뇌가 통제한다. 전체적으로 보았을 때는 하나로 보이지만, 뇌는 부분에 따라 다르게 기능한다. 뇌는 크게 '대뇌', '소뇌', '뇌간' 3가지 부분으로 구성되어 있다.

'대뇌'는 소리를 듣는 등의 감각과 운동, 지성, 감성을 관장하고, '소뇌'는 평형감각과 부드러운 움직임을 유지시킨다. '뇌간'은 호흡과 심박 조정 등의 생명 유지가 중심이다. 또한, '대뇌' 표면은 '대뇌피질'이라고 불리는 신경세포가 모여 있다.

뇌의 신경세포는 40살 전후로 점점 줄어간다고 알려져 있지만, 최근의 연구결과에 따르면, 뇌를 잘 사용하면 '신경간세포(신경세포를 만들어내는 세포)'가 늘어난다고 세계 곳곳에서 발표가 이어지고 있다. 신경간세포가 늘어났다고 확인된 곳은 해마다(그림1).

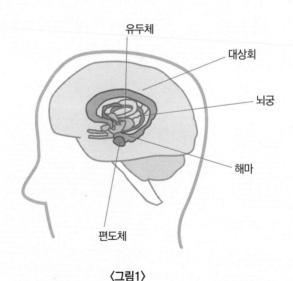

유두체

대상회

뇌궁

해마

편도체

〈그림1〉

※ 해마와 편도체는 기억과 관련된 기관이다.

해마는 기억과 깊은 관련이 있다. 새로운 기억은 먼저 해마에서 정리되어 하나의 기억으로 일정 기간 보관된다. 해마가 이 기억을 '중요한 기억'이라고 판단하면 대뇌피질에 보내어 보관하게 되고 중요성이 낮은 정보는 지워버린다. 이것이 '기억'의 구조다(그림2).

기억을 담당하는 중요한 기관인 '해마'에서 새로운 신경세포가 늘어난다고 하는 연구결과는 나이가 들어도 지금보다 기억력을 오히려 높일 가능성이 있다는 것이다. 고령화 사회를 맞이한 지금, 커다란 희망을 갖게 만드는 뉴스다. '1분 뇌활동'을 통해 뇌를 잘 단련하여 힘을 기르도록 하자.

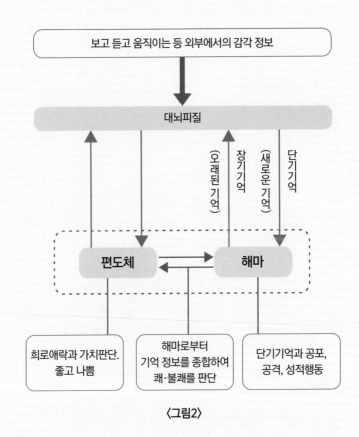

〈그림2〉

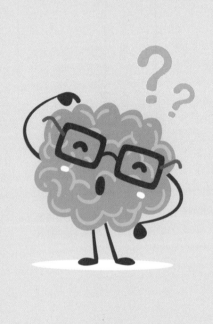

Chapter 3

식사를 통한
'1분 뇌활동'

아침식사로 뇌활동, 야채 주스를 추천한다

매일 아침식사로 무엇을 먹고 있는가? 뇌활동에 추천하는 아침식사는 직접 만든 '야채와 과일 주스'다. 믹서로 껍질까지 모두 함께 '통째로' 갈게 되면 영양과 식이섬유가 풍부해진다. 그 상태로 신선할 때 마시는 것이 최고다. '직접 만든'이라고 하지만, 야채와 과일을 씻어서 적당한 크기로 자른 뒤 믹서에 갈기만 하면 된다. 빠르게 만들 수 있고 뒷정리도 간단하다.

금방 만든 주스는 영양이 풍부하여 아침식사로 아주 좋다. 하루를 시작하는데도 적당하다. 야채와 과일 주스에는 비타민, 미네랄, 식이섬유 이외에도 '피토케미컬phytochemical'이라고 하는 항산화 물질이 풍부하게 함유되어 있다. '피토케미컬'은 식물성 화학물질로 코펜이나 폴리페놀 등 1000종류 이상이 되는 영양소의 총칭이다. 체내에 나쁜 성분을 만드는 활성산소를 억제하는 작용인 '항산화 작용'을 하기 때문에 여러 대사증후군 예방에 도움이 되는 영양소다.

미국의 시애틀에서 있었던 일본계 미국인 1800명을 대상으로 한 연구에서는 16년간 추적 조사의 결과, 야채와 과일 주스를 주 3회 이상 마신 사람은 마시지 않은 사람에 비해 '알츠하이머병 발생률이 76% 낮다'는 결과가 나왔다. 야채와 과일 주스는 내일부터 바로 시작할 수 있는 아주 쉬운 메뉴. 꼭 시도해보길 바란다.

이 조사에 관해서 '야채와 과일을 주 3회 이상 먹으면 같은 효과가 있을까?'라는 질문을 자주 듣게 된다. 하지만 안타깝게도 그렇지는 않다. 야채와 과일은 어떤 것이냐에 상관없이 강한 세포벽이 있다. 일반적인 방법으로 먹는다면 인간의 소화 기능으로는 이 세포벽을 분해할 수 없다. 폴리페놀을 비롯하여 이런 영양소들은 세포막에 갇혀 있어서 흡수되지 않은 채로 몸 밖으로 배설된다. 하지만 믹서로 갈아 주스로 만들어 먹으면 세포막을 분쇄할 수 있기 때문에 한 번에 많은 양의 폴리페놀을 흡수할 수 있어서 영양 흡수율이 많이 올라간다.

'야채 주스를 만들고 싶어도 특별한 야채는 구하기 힘들다'고 걱정할 필요도 없다. 야채와 과일은 냉장고에 있는 아무것이나 사용해도 괜찮다. 기본적으로는 GI지수가 적은 잎채소와 사과 등의 과일, 수분으로 넣는 우유나 요구르트 등의 유제품 혹은 물의 조합으로 충분하다. GI지수는 '글리세믹 지수glycemic index'라는 것인데, 해당 식품을 먹을 때 식후에 혈당치가 어느 정도 올라가는지를 수치화한 것이다.

몸의 식후 혈당치 조절 기능은 나이가 들면서 점점

쇠퇴한다. 40대가 넘었다면 혈당치 조절에 주의하도록
하자. 공복으로 먹는 아침에는 식후 혈당치가 높아지
지 않는 'GI지수가 낮은' 식품이 적합하다. 마찬가지로
직접 만든 '야채와 과일 주스'도 가급적 GI지수가 낮은
식품으로 만드는 것이 좋다. 그래서 잎채소와 과일을
사용하고, 수분으로도 GI지수가 낮은 물이나 유제품,
두유가 적당하다.

GI지수가 낮은 음식과 높은 음식

GI지수	낮음	중간	높음
탄수화물	밀가루 전립빵 현미 / 메밀	파스타〈우동	흰쌀〈빵
야채 달걀	양배추 등의 잎채소 버섯 / 무, 순무 피망, 브로콜리	달걀	당근 호박 감자
유제품	요구르트 / 우유	아이스크림	연유
과자 과일	사과 / 딸기 올리고당	바나나 파인애플	꿀〈백설탕

GI지수가 낮은 식품은 흡수가 느리고 포만감이 좋아 다이어트에도 효과
적이다.

잎채소는 철분이 풍부한 시금치, 위장에 좋은 양배추 등이 좋지만, 1년 내내 마트에서 구입할 수 있는 야채들로 충분하다. 과일은 사과 이외에도 오렌지, 바나나 등도 쉽게 구할 수 있다. 단맛이 조금 있으면 좋겠다는 생각이 든다면 설탕보다 GI지수가 낮은 올리고당 등이 좋다.

직접 만든 '야채와 과일 주스'로 아침 건강 습관을 만들어보면 어떨까? 간단하지만 효과는 아주 좋다.

아침은 야채 주스

1 뇌활동에 추천하는 아침식사 메뉴는 믹서로 갈아 만든 '야채와 과일 주스'다.

2 이 주스를 한 주에 3번 이상 마시는 사람은 '알츠하이머병 발생률이 76% 낮다'는 연구결과도 있다.

3 공복에 먹는 아침식사로는 식후 혈당치가 잘 오르지 않는 'GI지수가 낮은 식품'이 적합하다.

4 직접 만드는 '야채와 과일 주스'는 GI지수가 낮은 잎채소와 과일, 물이나 유제품, 두유 등으로 만들도록 하자.

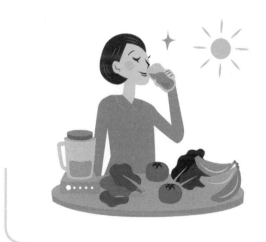

'한 입에 30번'
잘 씹어서 뇌를 활성화한다

식사를 즐기면서 간단하게 할 수 있는 뇌활동은 '잘 씹는 것'이다. 무의식적으로 식사를 하면 개인 차에 따라 씹는 횟수가 크게 차이가 난다. 이것을 '한 입에 30번'이라고 의식하여 씹도록 하자. 단지 이것만으로도 뇌가 쉽게 활성화된다.

최근 '씹는 동작'이 인지기능을 유지하는 효과가 있다는 것이 분명하게 밝혀졌다. 카나가와 치과대학에서 이루어진 연구에는 '씹는 행동이 기억을 담당하는 해마를 활성화시킨다'고 보고되어 있다. 고령자 기억

테스트에서 껌을 씹었을 때와 씹지 않았을 때를 비교하면 껌을 2분간 씹은 경우에 정확도가 크게 올랐다고 한다. 이것은 치아 뿌리에 있는 '치근막'이라고 하는 조직이 자극되고, 이 자극이 뇌에 전달되어 활성화되기 때문이라고 알려져 있다.

'한 입에 30번'이라고 해도 너무 부드러운 음식은 계속 씹기가 힘들다. 최근에는 부드러운 식재료가 유행하고 있지만, 가급적 '한 입에 30번' 씹을 수 있는 단단하거나 질긴 식재료를 선택하도록 하자.

메뉴 선택에도 고민을 해보면 좋을 것이다. 고기를 먹는다면 햄버거보다 스테이크, 해산물이라면 회보다는 오징어구이나 문어 등을 선택하면 씹기에 충분하다. 뿌리채소류로 우엉이나 연근 등도 아삭아삭한 식감을 즐길 수 있다. 간식으로는 견과류를 추천한다.

같은 식재료라고 해도 요리를 할 때 크게 자르면 씹을 수 있는 횟수가 늘어난다. 먹을 때 한 입에 먹는 양을 적게 해서 식사 때 씹는 총횟수를 늘리는 방법도 고민해보자.

'한 입에 30번'을 씹는 힌트로는 입에 음식을 넣으면 일단 젓가락을 내려놓고 '음식을 씹는 데 집중'하는 방법이 있다. 시간 여유가 있을 때 시도해보면 좋을 것이다. 재료가 가진 미세한 단맛과 숨겨진 맛을 찾을 수 있을지도 모른다. 음식 평론가가 된 듯한 기분으로 맛을 언어로 표현해보는 것도 뇌활동으로 추천한다.

잘 씹으면 뇌의 만복중추를 자극하여 '이제 배가 부르다'는 신호가 나와 과식을 방지하는 효과도 있다. 또한, 씹는 횟수가 많으면 타액이 많이 분비된다. 타액은 소화를 도와 위장의 부담을 가볍게 하고, 치아 표면을 청소해주어 충치를 예방하는 작용도 있다.

그 외에도 잘 씹는 습관을 통해 음식의 맛을 더욱 잘 느낄 수 있게 되어 '먹는 것이 즐거움이 되었다'는 사람도 있다. 한 입에 30번 씹는 것은 뇌와 몸의 건강에 크게 공헌한다. 식사를 할 때는 '한 입에 30번' 씹기를 목표로 하자.

'한 입에 30번' 잘 씹는다

1 간단하게 할 수 있는 뇌 트레이닝으로 '한 입에 30번'을 의식하며 씹는다. '기억을 담당하는 해마가 활성화된다'고 보고되어 있다.

2 재료와 메뉴의 선택을 고민하고, 식재료를 크게 잘라서 씹을 수 있는 횟수를 늘리도록 한다.

3 '입에 음식을 넣었다면 일단 젓가락을 내려놓는다'는 마음가짐도 중요하다.

4 잘 씹으면 뇌의 만복중추가 자극되어 과식을 방지한다. 타액이 많이 분비되어 충치를 예방하는 작용도 있어서 뇌와 몸의 건강에 크게 공헌한다.

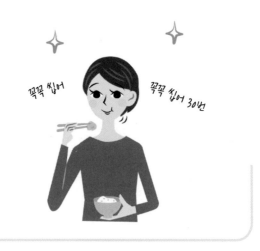

꼭꼭 씹어

꼭꼭 씹어 30번

의외로 중요한
'식사 순서',
포만감의 70%만 채우자

'잘 먹겠습니다'라고 말하고 식사를 시작할 때, 처음으로 젓가락이 가는 음식이 무엇인가? 아니면 된장국 같은 국물부터인가? 사실 이런 식사 순서는 뇌의 건강에 커다란 영향을 준다. 최근 들어 치매와 당뇨병의 관계가 크게 주목받고 있다. 당뇨병 환자는 치매 발생률이 건강한 사람의 2~4배나 된다고 한다. 당뇨병이 생기지 않는 생활을 하면 뇌의 건강에도 좋은 효과를 기대할 수 있을 것이다.

당뇨병은 혈당치의 급상승, 급하강이 원인이 된다고

알려져 있다. 이를 예방하는 방법이 '식사 순서'다. 특히 야채처럼 식이섬유를 함유한 식품을 가장 먼저 먹는 것이 중요하다. 식사의 내용 자체를 바꿀 필요는 없다. 식사 순서를 바꾸는 것은 평소의 식사를 유지하면서도 충분히 가능하다는 점에서 가볍게 실천할 수 있는 예방법이다.

그럼 이상적인 '식사 순서'는 어떤 순서일까? 앞서 말한 대로 식사 초반에 '식이섬유를 먹는 것'이다. 식이섬유가 있는 식재료는 잎채소나 뿌리채소다. 그 다음으로 고기나 생선 등 단백질이 많은 메인 요리를 먹는다. 이 순서로 먹게 되면 고기 등의 동물성 지방을 식이섬유가 감싸서 체내에 들어가기 전에 배설하게 된다. 그리고 마지막으로 밥 등의 당질을 먹는다. 당질은 가급적 식사 마지막에 먹는 것이 핵심이다. 식사 초반부터 밥과 면을 먹으면 혈당치가 급상승, 급하강할 수 있기 때문에 췌장을 지치게 만든다. 당뇨병의 위험성을 증가시키는 것이다.

이 순서는 꼭 전통 코스 요리 같다. 옛날부터 이어져 온 요리에는 몸에 좋고 합리적인 배려가 있다고 생각할 수 있다. 조상들의 놀라운 지혜를 따라 식사 때는 '식사 순서'에 신경을 쓰도록 하자. 천천히 잘 씹어 식사를 즐기는 것도 잊지 말자.

식사 순서에 주의하여 혈당치의 급상승, 급하강을 막으려면 '배가 부르기 약 30% 전'에 숟가락을 놓도록 하자. 기준으로 삼아야 하는 지점은 최대 포만감의 70% 정도다. 지금껏 배가 잔뜩 부를 때까지 먹던 사람들에게는 유감스럽지만, 왕성하게 뇌가 활동하기 위해서는 최대 포만감의 70% 정도만 먹어야 한다는 연구 결과가 있기 때문이다. MIT에서 붉은털원숭이를 대상으로 한 연구에 따르면, 장수의 열쇠가 되는 유전자가 약 70%의 식생활을 했을 때 가장 활성화되었고 원숭이의 수명도 가장 길었다고 한다.

'오늘부터 70% 정도만 먹자'는 것을 일단 마음가짐으로 삼고, 먼저 야채부터 먹는 식사 순서를 실천해보

자. 신기하게도 빨리 숟가락을 놓게 될 것이다. 야채 등의 식이섬유가 많은 음식을 잘 씹어먹는 것은 만복중추가 자극되어 빨리 배가 부르게 된다. 그 다음에 주식을 10% 정도 줄인다면 부담이 되지 않을 것이다.

이처럼 일상생활의 일부를 바꿀 때는 가급적 변화를 적게 하는 것이 성공의 비결이다. 뇌는 '변화를 싫어한다'고 알려져 있기 때문이다. 자신의 뇌인데 의지로 조절할 수 있지 않겠느냐고 생각할 수도 있겠지만, 많은 실험 보고로부터 이끌어낸 결론이다. 변화는 뇌가 깨닫지 못할 정도로 작게, 아기가 걷는 한 걸음 정도의 폭으로 '베이비 스텝'이 이상적이다. 작은 변화가 쌓이면 건강에 큰 변화를 이루어낼 수 있다.

야채부터 먹고,
최대 포만감의 70%까지만 먹자

1 식사는 야채 등 식이섬유를 지닌 식품부터 먹고, 밥처럼 당질을 많이 함유한 음식은 마지막에 먹어야 혈당치의 상승을 억제할 수 있다.

2 고기 등의 동물성 지방이나 밥 등의 당질은 식이섬유를 먹은 뒤 먹도록 한다. 혈당치의 급상승, 급하강을 막을 수 있다.

3 1회 15~20분 정도로 천천히 먹고, 최대 포만감의 70% 정도를 기준으로 먹는다.

4 야채부터 먹으면 빠르게 포만감을 느끼게 되어 주식인 밥을 10% 정도 적게 먹을 수 있다.

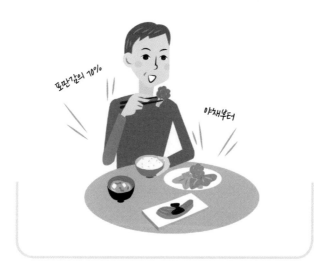

발아현미와 찹쌀을 활용.
당분을 줄이면 뇌가 활성화한다

갓 지은 따끈따끈한 밥을 좋아하는 사람이 많을 것
이다. 바삭하게 구운 토스트와 버터의 고소한 향기도
마찬가지다. 하지만 최근 밥과 빵에 있는 당질을 너무
많이 먹는 것과 건망증의 관계가 주목받고 있다.

당질의 과잉 섭취와 운동 부족 등으로 혈당치가 높
아지면 뇌에 전달되는 인슐린의 양이 줄어든다. 그중
에서도 기억력과 주의력에 관계가 있는 기능에는 특
히 인슐린이 필요하다. 그렇기 때문에 건망증이 생기
기 쉬운 상태가 되는 것이다. 최근에는 이런 고혈당에

의한 건망증(인지기능 저하)과 치매의 관계 연구가 많이 진행되고 있다. 당뇨병이라고 진단을 받지 않더라도 고혈당이 지속되면 기억력이 떨어지고, 이를 해결하지 않으면 치매 발생 가능성이 커진다고 보고되었다.

혈당치가 높아지는 이유는 밥과 빵 등의 탄수화물(당질)을 먹으면 소화되는 과정에서 최종적으로 포도당 형태가 되어 몸에 영양(분)으로 흡수되는데, 그 과정에서 포도당이 몸의 세포에 흡수되기 위해 혈액 속에 들어오면서 혈당치가 올라간다. 포도당을 에너지로 활용하기 위해서 인슐린이 방출되고, 이를 통해 포도당이 세포에 흡수되면 혈당치가 내려간다.

혈당치를 높이는 작용은 식품에 따라 크게 다르다. 포도당 그 자체라고 볼 수 있을 만한 백설탕 등의 식품은 굉장히 크고, 현미 등 식이섬유를 많이 함유한 식품은 작다. 앞서 식후 혈당치의 상승 수치를 'GI지수'라고 소개했다. 가급적 고혈당을 만들지 않는 저GI식품

(127페이지 참조)을 적극적으로 선택하길 바란다.

주식 중에서 흰 쌀밥, 식빵, 바게트빵, 베이글, 크루아상은 식후 혈당치가 쉽게 오르고, 현미, 전립분빵, 호밀빵, 메밀 등은 혈당치가 많이 오르지 않는 저GI식품이다. 기본적으로 비슷한 종류의 식품 중에서는 '갈색'인 것이 저GI식품이라고 추측할 수 있다. 흰 쌀로 지은 쌀밥보다는 현미, 흰 빵보다는 전립분으로 만든 빵의 GI지수가 낮다.

현미가 먹기 힘들다면 '발아현미'도 괜찮다. 문자 그대로 현미를 발아시킨 것인데, 가정에서 사용하는 일반 밥솥으로도 밥을 지을 수 있다. 발아시켰기 때문에 영양가도 높아서 일석이조의 '저GI지수 밥'이 된다.

다양성을 늘리는 의미에서 최근에 유행하는 찰보리를 넣어 '찰보리밥'을 지어보는 방법도 추천한다. 찰보리는 톡톡 씹히는 식감으로 내장 환경을 좋게 만드는 '베타글루칸betaglucan'이라는 수용성 식이섬유가 풍부하다. 이 식이섬유는 당질의 흡수를 억제하여 식후의 혈당치 상승을 막아주는 작용을 한다. 최근 연구에서는 찰보리가 콜레스테롤 배출을 돕는다는 점에도 주목하고 있다.

정제된 당질을 줄이기 위해서

1 밥은 쌀보다 현미나 잡곡, 찰보리 등을 중심으로 먹는다.		**2** 밥공기를 작게 하여 밥 양을 반으로 줄인다. 그 대신, 반찬을 많이 먹는다.	
3 외식에서 흰 쌀밥이 나올 때는 양을 반으로 줄이거나 남긴다.		**4** 하얀 식빵 대신에 호밀빵이나 전립분빵, 콩빵 등을 먹는다.	

건강한 생활을 돕고, 쉽게 밥을 지어 먹을 수 있는 '발아현미'나 슈퍼푸드인 '찰보리' 등을 매일의 주식으로 먹으면 좋다.

또한, 지금까지 밥을 한 공기 가득 먹었다면 적당히 담아서 먹도록 한다. 커다란 밥공기를 조금 작은 것으로 바꾸고, 밥을 담는 양을 줄여서 주식을 반으로 줄여보자. 자신만을 위한 밥공기를 장만하여 직접 담아보는 것도 즐거운 식사를 만들어준다.

간단한 고민을 통해 혈당량을 높이는 정제 당질을
줄여보도록 하자.

발아현미와 찰보리로 당질을 줄인다

1 주식인 당질을 너무 많이 먹는 것은 건망증을 유발할 수 있다.

2 당질은 식후 혈당치가 급격하게 올라가지 않는 '저GI식품'을 고르도록 하자.

3 '갈색 식품'에는 현미, 전립분 빵, 호밀빵, 메밀 등이 있다. 그 외에도 무, 시금치 등의 야채류나 요구르트는 혈당치가 잘 오르지 않는 '저GI 식품'이다.

4 보통의 밥솥으로 지을 수 있는 '발아현미밥'이나 '찰보리밥'으로 가볍게 시도해보자.

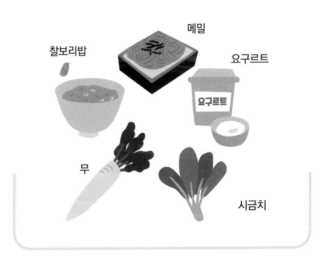

찰보리밥
메밀
요구르트
무
시금치

뇌에 좋은 오일, 피하면 좋은 오일. 건강의 열쇠는 기름에 있다

'기름은 고칼로리라 몸에 좋지 않다'고 비난하던 때가 있었다. '기름을 뺀 다이어트'가 유행하던 시기였다. 사실 기름(지방)은 탄수화물, 단백질과 함께 '3대 영양소'로 불리며, 우리 몸에서 빠지면 안 되는 중요한 에너지다.

칼로리뿐 아니라 그 기능에도 주목해보자. 기름은 먼저 지방에 잘 녹는 지용성 비타민(비타민A, D, E, K)의 흡수를 돕는다. 한 가지 예를 들자면, 멸치나 정어리, 목이버섯 등에 많은 비타민D는 치매 위험도를 낮추는

데 효과가 있는 영양소다. 비타민D는 지용성 비타민이기 때문에 몸에 충분한 지방이 있어야만 영양소로 흡수할 수 있다.

기름은 주로 '지방산'으로 되어 있다. 지방산에는 몇 가지 종류가 있는데, 그 구조의 차이에 따라 뇌에 좋은 기름과 피해야 하는 기름이 있다. 151페이지에 있는 '건강한 뇌활동에 도움이 되는 추천 기름'을 확인하도록 하자.

지방산은 크게 '포화지방산'과 '불포화지방산'으로 나뉜다. '포화지방산'은 동물성 지방인 고기 지방이나 버터 등이다. '불포화지방산'은 식물성 식용유나 올리브기름, 등푸른생선에 많이 함유되어 있다.

동물성 지방은 적당한 섭취량으로 줄여야 하는 기름이다. 과하게 섭취하면 혈중 LDL 콜레스테롤(나쁜 콜레스테롤)을 증가시켜 동맥경화를 촉진할 위험이 있기 때문이다. 식물성 지방도 식용유 등에 많이 함유된 '오메가6(불포화지방산)'는 너무 많이 섭취하게 되면 혈관과 뇌 등에 염증을 일으킬 가능성이 있다. 기름은 1g에 9Kcal의 고칼로리이기 때문에 비만에도 주의가 필요하다.

조금 어렵게 느낄 수 있는 내용이기 때문에 매일의 식사에서 섭취할 수 있는 지방을 고르는 간단한 방법을 소개한다. 건강한 뇌활동을 위한 기름 사용 방법은 다음과 같다.

● 식용유나 옥수수기름은 가급적 사용하지 않는다

● 요리에 사용하는 기름으로는 열에 강한 올리브오일을 사용한다

● 오메가3가 있는 아마씨기름이나 들깨기름을 샐러드 드레싱에 사용한다

● 코코넛오일을 따뜻한 음료에 넣어 마신다

● 기름은 많은 종류를 균형 있게 사용한다

기름을 사용하는 방법을 보자. 식용유나 옥수수기름

을 사용하지 않으면 야채를 볶을 때는 무엇을 사용해야 할까? 그럴 때는 열에 강한 올리브오일을 대신 사용한다. 꽃향기 같은 독특한 향기도 즐길 수 있다.

'오메가3 오일'은 동맥경화 예방과 뇌의 활성화를 기대할 수 있다. 오메가3는 DHA, EPA, 알파리놀렌산을 말한다. DHA와 EPA는 등푸른생선에 많이 함유되어 있고, 알파리놀렌산은 아마씨기름이나 들깨기름에 많이 있다. 열에 약한 기름이기 때문에 샐러드의 드레싱 등에 생으로 사용해서 먹도록 하자.

한때 '코코넛오일'이 붐이었던 적이 있다. 2008년 미국인 의사 메리 뉴포트 박사가 '코코넛오일이 치매를 예방하고 개선한다'고 발표하면서 크게 유행했다. 코코넛오일은 따뜻한 곳에서 자라나는 코코넛의 배유를 짜서 채취한 기름이다. 남쪽 나라를 떠올리게 하는 달콤한 향기와 기온이 25℃ 이하가 되면 굳어버리는 것이 특징이다. 또한, 코코넛오일에 많이 함유되어 있는 중쇄지방산은 체내에서 중성지방으로 잘 변하지 않는 성질을 가지고 있기 때문에 동맥경화 등의 대사증후군 예방에도 효과적이라고 평가받고 있다. 코코넛 오일은 추천하는 식재료지만, 지방으로 된 고칼로리 식품이기 때문에 너무 많이 먹을 시에는 소화 기능에 문제가 생길 수도 있다. 하루에 2큰술까지만 섭취하는 것을 기준으로 하자.

색다른 오일이지만 열에 강한 마카다미아넛오일도 추천한다. 팔미톨레산을 함유하여 혈액 벽을 건강하게 유지시킨다. 뇌졸중 예방에도 효과적이다.

종류에 주의하면서 몸에 좋은 영양소인 '기름'을 식생활에서 균형 있게 섭취하도록 하자.

뇌에 좋은 기름, 피해야 하는 기름

추천하는 기름

	지방산의 종류	많이 함유하고 있는 기름	특징
포화지방산	단쇄지방산	버터, 치즈 등	중성지방 등의 증가를 촉진하여 동맥경화의 위험성을 높인다
	《추천》 중쇄지방산	코코넛오일, 코코넛밀크 등	몸에 잘 쌓이지 않는 케톤 형태
	장쇄지방산	소, 돼지, 닭의 지방 등	중성지방 등의 증가를 촉진하여 동맥경화의 위험성을 높인다
불포화지방산	《추천》 오메가9 지방산	올리브오일, 카놀라유 등	혈액 중의 나쁜 콜레스테롤을 줄인다
	오메가6 지방산	식용유, 옥수수기름, 콩기름, 홍화유, 참기름 등	너무 많이 먹으면 혈관에 염증을 일으키고, 동맥경화의 위험이 생긴다
	《추천》 오메가3 지방산	등푸른생선의 지방(DHA, EPA), 아마씨기름, 들깨기름(알파리놀렌산) 등	혈관의 염증과 혈전(피에 덩어리가 생기는 것)을 억제하고, 동맥경화의 위험성을 낮춰 심장질환과 뇌경색을 막는다
	트랜스지방산	마가린, 쇼트닝 등	심장병, 인지기능의 저하 등의 위험성을 높인다

뇌에 좋은 요리는
일식요리와 지중해요리

2013년 일식日食이 유네스코 무형문화유산에 등록
되었을 때 큰 화제가 되었다. 등록 이유는 '자연에 대한
존중'의 마음을 음식으로 실체화한 일본인의 '사회적
습관'이다. 그에 앞서 3년 전인 2010년, 지중해요리도
등록되었다. 건강한 식생활과 풍습을 평가하여 인정된
것이다.

외식으로 가족의 식사 메뉴를 정할 때는 뇌에 좋은
요리를 선택하길 바란다. 그래서 추천하는 것이 유네
스코 무형문화유산에 등록된 일식과 지중해요리다.

당연한 말이지만, '회'를 비롯해서 일식 음식에는 어패류가 많이 사용된다. 어패류에는 혈관에 좋은 DHA와 EPA, 신경세포의 원료가 되는 아라키돈산arachidonic acid이 함유되어 있다. 외식을 통해 신경세포가 늘어날 수 있다면, 맛도 좋고 뇌에도 좋아 일석이조라고 할 수 있을 것이다. 또한, 옛날부터 일식에 많이 사용하는 식재료인 콩과 깨, 미역 등의 해조류, 야채, 생선, 표고버섯 등의 버섯류, 토란류 등도 뇌의 활성화에 효과적이다.

그리고 조미료인 된장과 간장 등의 효소식품에는 눈에 보이지 않을 정도로 작은 미생물이 존재하여 소화를 돕고 장내 환경을 좋게 만든다. 식재료 중에서도 콩류는 신경전달물질인 아세틸콜린acetylcoline의 재료가 되어 뇌활동에 아주 좋은 식재료이다.

한편, 지중해요리(지중해 연안국인 그리스, 스페인, 포르투갈 등에서 먹을 수 있는 요리)는 어패류, 야채, 콩류, 곡물, 과일, 올리브오일을 많이 사용하는 것이 특징이다.

치즈, 요구르트, 와인도 자주 사용하는 식재료다. 지중해요리와 알츠하이머형 치매의 관계를 조사한 연구에 따르면, '지중해요리에 가까운 식사를 하는 사람'은 그렇지 않은 사람보다 알츠하이머형 치매 발생 위험이 68%나 낮다는 결과가 발표되었다.

외식을 할 때는 '뇌에 좋은' 일식과 지중해요리를 고르도록 하자.

뇌에 좋은 지중해요리

● 콩류, 버섯, 견과류는 동맥경화와 고혈압, 심장질환 등의 대사증후군을 예방하는 올레핀산olefinic acid을 많이 함유하고 있다.

● 등푸른생선을 많이 사용하여 몸에 좋은 불포화지방산을 섭취할 수 있다. 또한, 송아지나 어린 양고기를 사용하는 경우가 많아서 포화지방산이 적다.

● 녹황색 야채가 풍부하여 항산화 작용으로 몸에 좋은 효과가 있다.

● 올리브오일을 주로 사용한다.

● 허브를 사용하여 염분을 적게 사용한다.

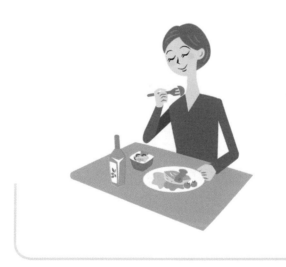

뇌에 좋은 일식요리

● 생선은 DHA, EPA와 신경세포의 원료가 되는 아라키돈산이 많이 함유되어 있다.

● 주로 사용하는 재료인 콩류와 깨, 미역 등의 해조류, 야채, 생선, 표고버섯 등의 버섯류, 토란류 등이 뇌에 좋은 작용을 한다.

● 낫토와 오크라, 다시마 등의 끈끈한 식재료는 대사증후군 예방에 효과적이다.

● 젓가락을 사용하여 천천히 먹으면 좋은 영양분이 뇌와 몸에 더욱 잘 전달된다.

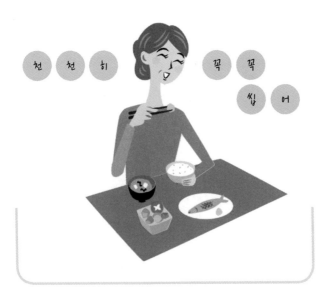

술을 마신다면 레드 와인. 기억력의 저하를 막는다

'술은 백약의 으뜸'이라는 말이 있다. 실제로 영국의 마모트 박사는 술이 정말 건강에 좋은지 연구하여 적량의 알코올을 마신 사람이 알코올을 전혀 마시지 않는 사람이나 반대로 지나치게 마신 사람에 비해 오래 산다는 결론을 얻었다.

술을 너무 많이 마시면 건강에 좋지 않다는 사실은 대부분이 알고 있지만, 과음은 특히 뇌에 악영향을 미친다. 지바 대학 연구팀은 알코올과 뇌위축증의 관계를 알아보는 조사를 했다. 사케(일본 술)를 하루에 2잔 이상씩 마신 사람은 2잔 이하로 마신 사람에 비해 뇌위축이 더 빨리 진행되었다. 또한, 매일 2잔 이상을 마시는 상태가 계속되면 비슷한 나이대의 사람과 비교하여 뇌위축이 10년이나 빨리 진행된다는 충격적인 결과가 나왔다.

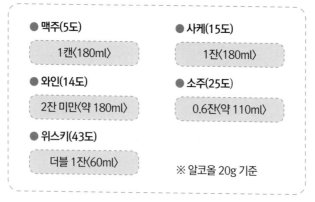

하루에 적당한 알코올 양은 20g

● 맥주(5도)
1캔〈180ml〉

● 사케(15도)
1잔〈180ml〉

● 와인(14도)
2잔 미만〈약 180ml〉

● 소주(25도)
0.6잔〈약 110ml〉

● 위스키(43도)
더블 1잔〈60ml〉

※ 알코올 20g 기준

술을 너무 많이 마시면 뇌위축이 진행된다. 일주일에 1~2일은 마시지 않는 날(간을 쉬게 하는 날)로 정하자.

술을 너무 많이 마시면 동맥경화에 의해 뇌혈관장애를 일으키거나 영양장애와 치매를 일으킬 가능성도 있기 때문에 자제하도록 하자. 일주일에 1~2일은 '간을 쉬게 하는 날'로 정해서 음주를 피하는 것이 간 기능에 좋은 효과가 있다.

만약 '건강에 좋은 술'을 마시고 싶다면 레드 와인을 추천한다. 레드 와인은 의학적인 건강 효과가 입증되어 있기 때문이다. 레드 와인에 함유된 '레스베라트롤resveratrol'이란 폴리페놀은 높은 항산화 작용과 항염증 작용을 한다. 포도껍질과 견과류의 얇은 껍질, 블루베리 등에 함유되어 있으며, 동맥경화와 심장질환 등의 병을 막아주는 것으로 알려져 있다. 또한, 레스베라트롤은 노화를 늦추고 수명을 연장시키는 효과가 있는 '장수 유전자'를 활성화시켜서 노화방지에도 효과가 있다고 한다. 최근 발견된 장수 유전자는 '노화 스피드'를 조절하는 유전자로서 모든 세포 안에 존재하는데, 적당한 운동과 칼로리 조절 그리고 레스베라트롤을 섭취하면 활성화된다고 알려져 있다.

최근 쥐 실험을 통한 연구발표에서는 '레스베라트롤이 고령기의 기억력 저하를 예방한다'는 연구결과도 보고되었다. 또 다른 연구 데이터에서도 레드 와인의 명산지인 프랑스 보르도 지방은 알츠하이머형 치매에 걸리는 사람이 적다고 조사되었다.

한편, 술에 함유된 당질의 양에 주목하는 비교도 있다. 술도 고혈당을 주의하여 가급적 저혈당인 술을 선택해야 한다. 여기서도 알코올 양에 포함된 당질의 양을 비교하면 레드 와인이 단연 낮다는 결과가 있다. 술자리에서 항상 습관처럼 맥주를 마시고 싶을지도 모르지만, 이제는 레드 와인을 후보로 생각해보면 좋을 것이다.

'포도 주스도 좋을까?'라는 의문도 있겠으나, 술을 마실 수 있다면 레드 와인을 추천한다. 레드 와인은 제조 과정에서 발효를 거치면서 농축되어 주스보다 더욱 진한 레스베라트롤이 함유되어 있기 때문이다.

술을 마신다면 레드 와인

1 적당량의 알코올은 장수에 효과가 있지만, 과음하면 뇌의 위축을 진행시킨다.

2 '건강에 좋은 술'을 찾는다면 의학적으로 건강효과가 입증된 레드 와인을 추천한다.

3 레드 와인의 '레스베라트롤'은 높은 항산화 작용과 항염증 작용이 있으며 노화방지에도 효과가 있다고 알려져 있다.

4 레드 와인은 술 중에서도 저당질에 속한다. 하루에 와인 1~2잔을 적정량으로 마시자.

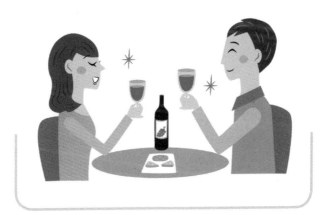

70대가 지나면
살이 찌는 것보다
'마르는 것'에 주의

　'식사할 때는 최대 포만감의 70%만 채우자'고 말했다. 비만을 방지하고 대사증후군과 치매 위험을 낮추기 위해서다. 하지만 '포만감의 70%' 생활은 70대가 되면 멈추도록 하자. 고령이 되면 식욕이 떨어져서 점점 기름진 음식을 먹지 않게 된다. 이러면 걱정되는 점은 오히려 영양 부족이다. 식사량이 적어지는 것을 깨닫지 못하고 떨어진 식욕에서 '포만감의 70%'만 먹게 되면 체력까지 떨어져 버릴 위험성이 있다. 활동량도 떨어져서 다리와 허리가 약해지게 된다. 다리와 허리는 건강의 기본이다. 다리와 허리가 약해지면 뇌의 노화도 빨라진다. 식사량 조절과 유산소운동으로 비만 방지에 힘쓰는 것은 70대까지만이다.

이와 반대로, 70대까지는 섭취 칼로리를 최대의 70%가 되도록 식사량을 조절하자. 처음에는 조금 모자라게 느낄지도 모르지만 지속하다 보면 익숙해진다. 70대까지는 '약간 마른 것'을 목표로 삼는 편이 건강에도, 뇌활동에도 중요하다.

'걷기' 등의 유산소운동을 통해 심폐기능을 단련하는 것도 뇌에 자극을 주는 데 큰 역할을 한다. 뼈의 강화와 체지방 연소에도 효과를 기대할 수 있기 때문에 꼭 적극적으로 몸을 움직이도록 하자.

70대가 되면 식사를 제대로 하고 있는지, 영양이 부족하지 않은지 주의하도록 하자. 함께 사는 가족들도 고령자 가족의 식욕을 떨어뜨리지 않도록 신경을 써야 한다. 비만과 병으로 식사를 조절하고 있는 사람 이외에는 생야채만 먹지 말고 요리의 간에도 신경을 쓰면서 고기와 생선도 잘 먹도록 하자. 건강 장수의 열쇠는 단백질 섭취다.

또한, 고령자가 되면 체중이 늘지도 줄지도 않는 일정한 상태가 이상적이다. 70대까지는 '약간 마른 상태', 70대가 되면 '약간 찐 상태'가 건강의 비결이다.

70대가 되면 약간 살이 찐 상태가 좋다

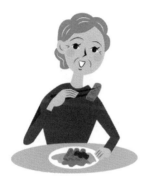

영양 부족에 주의한다

먹는 양이 전체적으로 줄어들어도 반찬 종류는 줄이지 말자. 특히 단백질이 부족해질 수 있기 때문에 의식적으로 고기도 메뉴에 넣도록 한다.

몸 상태에 맞게 운동한다

고령기가 되면 개인차가 커지는 것이 체력이다. 먼저 자신의 몸 상태를 확인하고, 그에 맞게 근력과 체력 유지를 위해 산책과 걷기, 스트레칭 등을 하자.

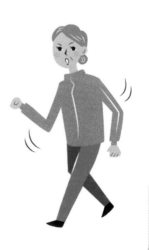

뇌활동을 위해서는 이것을 먹자. 뇌에 효과적인 영양성분과 식품은?

'뇌활동에 딱 맞는 추천식품'에 관해 말하기에 앞서 간단하게 뇌활동을 건강하게 유지하는 영양소 4종류를 설명하고, 그 영양소를 풍부하게 함유한 '뇌에 좋은 식품' 8종류를 소개하겠다.

여러 연구를 통해 알게 된 '뇌를 위해 먹으면 좋은 영양소 4종류'는 'DHA', '레시틴', '비타민E', '폴리페놀'이다. 이 중에는 익숙하게 들어본 영양소도 있을 것이다.

'DHA'는 불포화지방산인 오메가3의 한 종류다. 혈관과 적혈구의 세포막을 부드럽게 유지하여 혈액 순환을 매끄럽게 만들고 동맥경화 등을 억제하는 효과가 있다. 그 결과, 뇌에 영양이 공급되어 뇌를 활성화시킨다. DHA는 전갱이나 정어리, 꽁치 등의 등푸른생선에 많이 함유되어 있다.

'레시틴'은 지방의 한 종류로서 달걀노른자, 낫토, 두부와 된장에 많이 함유되어 있다. 수면과 지방 대사에 관계가 있으며 신경전달물질인 아세틸콜린의 재료가 된다. 레시틴 부족은 기억력, 집중력 저하의 원인이 된다.

'비타민E'는 높은 항산화 작용으로 알츠하이머형 치매를 예방하는 효과가 있다. 피부와 머리카락을 젊게 유지하는 미용 효과도 있으며 아몬드, 잣, 녹차 등에 많이 함유되어 있다.

'폴리페놀'은 피토케미컬(식물의 색소와 향기 등에 포

함된 화학물질)의 한 종류이며 쓴맛과 떫은맛이 있다. 폴리페놀은 약 4000종류 이상이 있으며 항산화 작용 효과를 가지고 있는데 각 종류마다 특징이 다르다. 그 중 쌀겨에 함유된 페룰산과 녹차에 들어 있는 카테킨, 강황에 많은 커큐민 등이 치매 예방에 효과가 있어서 주목받고 있다.

4가지 영양성분을 풍부하게 함유한 것이 녹차, 커피, 등푸른생선, 연어, 강황, 베리류, 낫토, 달걀 이렇게 8가지 식품이다. 건강한 뇌활동을 위해서도 매일 식사로 섭취하면 좋은 것들이다. 각각 자세히 살펴보도록 하자.

〈녹차의 카테킨으로 뇌의 노인반이 감소한다〉
녹차를 자주 마시는 사람은 알츠하이머형 치매 발생이 적다는 조사 결과가 다수 있다. '카테킨'을 많이 함유하고 있으며 쥐를 통한 실험에서 알츠하이머형 치매가 되었을 때 뇌에 나타나는 노인반의 면적이 47~54% 감소한다는 결과도 있다. 마찬가지로 녹차에 함유된 '테아닌'이라는 성분은 긴장 이완 효과도 있다.

〈커피에는 폴리페놀이 풍부하다〉

폴리페놀의 한 종류인 '클로로겐산'이 많이 함유되어 있어서 암과 당뇨병, 동맥경화, 치매 등의 예방효과를 기대할 수 있다.

〈등푸른생선의 오메가3는 뇌활동에 최고〉

등푸른생선인 고등어나 꽁치 등에 많이 함유된 오메가3인 DHA와 EPA는 혈액을 부드럽게 만드는 효과가 있어서 동맥경화와 고혈압 예방효과가 있다. 튀김요리를 하면 DHA가 줄어들기 때문에 생식이나 구워 먹는 것을 추천한다.

〈연어의 붉은 색은 건강의 원천〉

연어는 항산화 작용이 아주 높은 색소 성분인 아스타크산틴을 풍부하게 함유하고 있다. 아스타크산틴의 항산화 능력은 비타민E의 500배나 된다.

〈강황의 '색소 성분'과 '향'으로 뇌활동〉

카레가루로 익숙한 향신료 '강황'의 색소성분인 '커큐민'은 알츠하이머형 치매 예방효과가 있다고 알려진 영양성분이다. 최근의 연구에서는 '향' 성분인 트루메론이 뇌의 신경간세포를 늘린다고 보고되었다.

〈블루베리와 같은 베리류는 항산화 작용이 있는 폴리페놀이 풍부〉

블루베리, 라즈베리, 딸기 등 붉거나 보라색을 한 과일에는 비타민 이외에도 안토시아닌을 비롯한 폴리페놀이 풍부하다. 뇌를 젊게 유지하는 작용을 기대할 수 있다.

〈낫토는 건강 성분이 가득 담긴 발효식품〉

낫토에는 뇌의 노화방지효과가 있는 레시틴이 많이 함유되어 있다. 또 효소인 낫토우키나제는 혈액을 깨끗하게 만들어준다. 끈끈하고 독특한 성분인 무틴은 혈당치의 급상승을 억제하는 효과가 있다.

〈달걀은 정보 전달을 원활하게 한다〉

달걀의 노른자에는 레시틴이 많이 함유되어 있는데, 하루에 하나씩 먹으면 필요량을 채울 수 있다. 또 수면에 중요한 트립토판 등의 아미노산과 단백질, 비타민까지 들어 있어서 '완전영양식'이라고 불릴 만하다. '달걀의 콜레스테롤 상승 의혹'은 사실이 아니며 영향이 없다고 밝혀졌다. 적극적으로 먹으면 좋은 식품이다.

뇌를 젊게 만드는 식사 규칙 10가지

1 체내의 염증을 유발하는 지방(오메가6)이 많은 과자나 패스트푸드를 피한다

2 양질의 지방(오메가3)이 풍부한 등푸른생선(고등어나 꽁치 등)을 적극적으로 먹는다

3 간식은 견과류와 카카오 70% 이상의 초콜릿을 먹는다

4 코코넛오일이나 아마니오일을 매일 먹는다

5 뇌에 염증을 일으키는 과자나 빵, 감자튀김은 먹지 않는다

6 노화물질(AGE)이 증가하는 굽거나 튀기는 조리법을 피한다

7 주식은 정제된 것보다 비정제된 것. 현미나 전립분 빵을 먹는다

8 야채를 많이 먹는다(해독 작용이 있는 것을 추천)

9 인공감미료가 들어 있는 음료를 피한다

10 술은 레드 와인을 하루에 2잔까지 마신다

뇌에 좋은 식품,
식재료의 효과적인 섭취법

뇌활동에 효과적이라고 알려져 추천하는 식재료인 녹차, 커피, 등푸른생선, 연어, 강황, 베리류, 낫토, 달걀은 주위에서 쉽게 구할 수 있기 때문에 오늘부터 식사로 섭취하길 바란다.

'단품 식재료뿐만 아니라 조합하는 방법이나 구체적인 요리를 알고 싶다'는 의문에 대답하기 위해 뇌활동에 효과적인 식재료 조합법인 '식재료의 덧셈'을 소개하겠다. 함께 먹으면 식품끼리의 영양소가 서로 효과적으로 높아지는 좋은 조합이다. 뇌활동에 적극적으로

도움이 되는 메뉴들로 매일의 식사에 도움이 되길 바
란다.

《닭고기+레몬》
늙지 않는 건강한 뼈를 만든다

닭고기는 닭가슴살이나 넓적다리살 등이 저칼로리이자 고단백질이며 철분과 칼슘, 아연도 풍부하다. 레몬은 구연산을 많이 함유하고 있어서 타액과 위액의 분비를 촉진한다. 닭튀김은 콜레스테롤이 높아질 수 있는 음식이지만, 레몬을 짜서 먹으면 소화를 도와 콜레스테롤을 낮춰준다.

또한, 찐 닭고기에 레몬을 짜서 먹으면 체내에 흡수되기 힘든 칼슘이 잘 흡수된다. 닭고기처럼 칼슘을 함유한 식재료와 구연산이 들어 있는 레몬을 함께 먹으면 칼슘의 흡수율과 유지율이 올라가서 뼈의 노화와 골다공증을 예방하는 효과가 있다. 칼슘이 부족하기 쉬운 여성에게 좋은 섭취법이다.

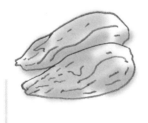
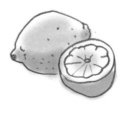

《정어리+아몬드》
기억력이 올라간다

일반적으로 생각되지 않는 조합인 정어리와 아몬드는 가볍게 먹을 수 있는 간식으로 좋다. 정어리는 등푸른생선이기 때문에 DHA와 EPA, 올레산 등의 불포화지방산이 풍부하다. 뇌의 활동을 활발하게 만들고 기억력 상승과 치매 예방에 효과적이다.

아몬드는 비타민E와 식이섬유, 미네랄이 풍부해서 안티에이징이나 대사증후군 예방을 기대할 수 있다. '말린 정어리와 아몬드'도 추천한다.

안주로도 먹기 좋은 정어리+아몬드는 피로 회복, 지방이상증, 동맥경화, 혈전 예방 등에 효과적인 확실한 조합이다. 등푸른생선의 비린 냄새 때문에 먹지 못하는 사람들도 먹기 편하고 식감도 좋아서 만족감이 높다.

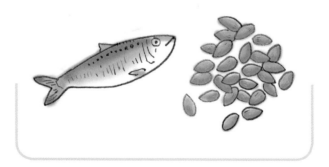

《연어+치즈》
칼슘 흡수율을 높이고 뇌의 노화를 막는다

여기서는 '생선의 왕'이라고 할 수 있는 연어를 사용하여 칼슘을 효과적으로 흡수할 수 있는 메뉴를 소개하겠다. 칼슘은 뼈와 몸을 만드는 이외에도 고혈압과 동맥경화, 뇌의 노화 등도 방지하는 영양소이기 때문에 흡수율을 높이고, 매일의 식생활에서 섭취하도록 하자. 흡수율을 높이는 비결은 구연산과 비타민D, 단백질을 함께 섭취하는 것이다.

'최근 건망증이 심해졌다'고 생각한다면 '연어+치즈'를 추천한다. 치즈는 칼슘과 단백질이 많으며 단백질이 분해될 때 '카제인'이 칼슘의 흡수율을 2~3배 올려준다. 연어는 칼슘과 비타민D가 풍부하기 때문에 상호 효과적으로 흡수율이 올라간다.

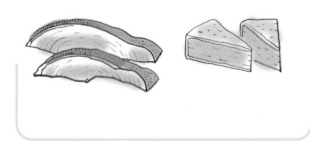

《미니 양배추+안초비》
치매를 예방한다

미니 양배추와 안초비에는 강력한 뇌활성 효과가 있다. '미니 양배추와 안초비의 조합'은 쉽게 만들 수 있고, 비타민C와 DHA를 원활하게 뇌에 보충할 수 있다. 안초비는 소금에 절인 말린 정어리를 올리브오일에 담근 것이다. 등푸른생선과 올리브오일의 상호작용으로 알츠하이머병을 예방할 수 있다는 연구결과가 있다.

미니 양배추는 말 그대로 작은 크기의 양배추이다. 비타민, 엽산, 칼륨, 마그네슘, 칼슘 등의 미네랄, 아연, 철분, 구리, 망간, 식이섬유 등 항산화 작용이 높은 영양소가 많다. 양배추보다 더욱 영양소가 응축되어 있기 때문에 비타민C는 양배추의 약 4배, 베타카로틴은 약 12배나 함유되어 있다.

이 강력한 두 가지 식재료를 올리브오일과 마늘에 절인 것이 스페인식 요리인 '아히죠'다. 이것을 섭취하면 아주 훌륭한 뇌활성화 효과를 얻을 수 있다. 이 요리는 레드 와인과도 잘 어울린다.

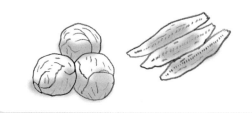

《브로콜리+깨》
뇌기능 저하를 억제한다

브로콜리는 영양 야채의 우등생이다. 200종류 이상의 피토케미컬과 비타민도 풍부하며 비타민C와 베타카로틴, 설포라판 등 훌륭한 항산화 작용 성분이 있어서 노화 억제와 암 예방도 기대할 수 있다. 설포라판은 발암 물질의 해독작용이 있다고 알려져 있다. 한 번 브로콜리를 먹으면 강력한 해독작용이 3일 정도 지속된다.

깨는 '젊음의 비타민'이라고도 불리는 비타민E, 세사민 등을 많이 함유하여 높은 항산화력을 자랑한다. 콜레스테롤 억제, 동맥경화·고혈압 예방, 알코올 분해 촉진, 노화 억제, 치매 예방 등의 효과가 있다고 알려져 있다. 깨는 소화흡수를 좋게 하기 위해 으깨거나 갈아서 먹는 것이 좋다.

깨를 브로콜리에 버무려 먹거나, 참깨 드레싱 등을 만들어 함께 먹도록 하자. 하루 섭취량은 1~2큰술 정도가 적당하다.

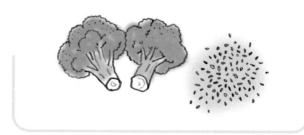

《오렌지+석류의 생과일 주스》
알츠하이머병의 위험도를 낮춘다

오렌지는 플라보노이드가 활성효소를 억제하여 세포의 노화를 방지하는 효과가 있다. 생과일 주스로 매일 마시게 되면 큰 건강 개선 효과를 기대할 수 있다.

주스에 추천하는 과일로는 '석류'가 있다. 석류는 슈퍼푸드라고 불릴 정도로 건강과 미용에 효과가 높은 과일이다. 또 폴리페놀의 함유량이 많아 알츠하이머병 예방에 효과적이라고 알려져 있다.

과일과 야채에 함유된 폴리페놀은 안티에이징, 항산화 작용, 디톡스 작용, 스트레스 완화, 암 억제, 면역력 강화 등 많은 건강 효과가 있다. 집에서 만든 신선한 주스(혹은 스무디)로 뇌활동을 향상해보자.

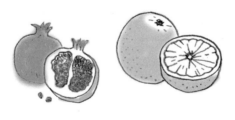

《소금누룩+우엉》
쉽게 늙지 않는 몸으로 안티에이징

우엉은 수용성 식이섬유를 많이 함유한 식재료의 대표 격이라고 할 수 있다. 장 내 환경을 다스려서 변비를 개선해주는 효과도 기대할 수 있다. 추천하는 하루 식이섬유 섭취량은 남성이 19g 이상, 여성이 17g이라고 하지만 대부분 충분하게 섭취하지 못하고 있다.

소금누룩은 누룩에 소금과 물을 넣어 발효시킨 것이다. 누룩에는 효소가 많이 함유되어 단백질을 펩티드 아미노산으로 분해하는 작용을 한다. 발효가 진행되면 비타민B군과 판토텐산 등의 영양분이 증가한다. 노화를 촉진하는 생활효소를 중화하고, 세포의 퇴화를 제어하는 안티에이징 효과도 있다.

우엉과 같은 식이섬유, 비타민, 미네랄이 풍부한 야채와 같이 먹게 되면 상승효과가 한층 증가하기 때문에 꼭 함께 먹어보도록 하자.

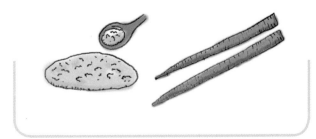

뇌의 노화란?
뇌의 노화를 막기 위해서는?

　뇌가 노화된 상태는 어떤 상태를 말하는 것일까? 익숙하지 않은 표현일지도 모르지만, 뇌의 노화는 '뇌의 네트워크가 끊겨 있는 상태'라고 표현할 수 있다. 뇌에는 수십조 개나 되는 신경세포와 이것을 연결하는 신경섬유가 네트워크를 구축하고 있다. 이 네트워크에서 정보 전달을 책임지는 것이 시냅스(연접)다. 나이를 먹으면 신경세포가 파괴되거나 시냅스의 움직임이 약해지는 상태가 되어 네트워크가 끊어져버린다. 이것이 '뇌가 노화된 상태'라고 할 수 있는데, 기억하거나 판단하는 인지기능이 저하된다. 사람의 얼굴과 이름이 기억나지 않는 것도 뇌가 노화되었다는 신호다. 그래도 이 상태는 아직 '치매'가 아니다.

'뇌의 노화를 예방할 수 있을까?'라는 질문에는 '그렇다'라고 대답할 수 있다. 최근 뇌의 신경세포는 고령이되어서도 새롭게 생성된다고 밝혀졌다. 신경세포의 정보를 전달하는 시냅스도 강화할 수 있다. 지금까지의상식이 바뀌기 시작한 것이다. 예방책은 '뇌에 자극을주는 것'으로 간단하게 말하자면 '뇌를 사용하자'는 말이다. 손을 움직이는 것, 발을 움직이는 것은 물론, 운동까지도 모두 뇌가 하는 일이다. 일상생활에서의 작은 노력만으로도 뇌를 사용할 수 있는 경우가 많이 생긴다.

'손을 쓰면 똑똑해진다'는 옛말이 있다. 옛날 사람은경험을 통해서 손과 뇌의 밀접한 관계를 눈치채고 있었던 것이다. 손을 움직이면 몸의 다른 부위 이상으로뇌를 활성화한다고 알려져 있다.

과학적으로 검증된 것이 '광光 토포그래피'를 사용한
검사다. '광 토포그래피'는 뇌 속 혈류량의 변화를 색과
농도로 알 수 있다. 이를 통해 손을 움직이면 뇌의 혈류
량이 훨씬 증가한다는 사실이 밝혀졌다. 더욱 자세하
게 조사해보니 작업의 종류에 따라 뇌를 사용하는 부
분이 달랐다.

  뇌는 '새로운 것'을 좋아하고 '변화'를 좋아한다. 매일
약간의 체조와 뇌를 자극하는 일을 한다면 건강하고
오래 살 수 있다.

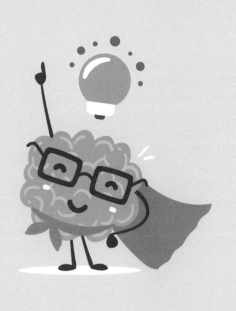

Chapter 4

운동을 통한
'1분 뇌활동'

빨리 걷기와 천천히 걷기를 반복하여 뇌를 자극한다

운동은 가볍게 할 수 있는 뇌활동이다. 여러 연구에서 운동하면 뇌를 활성화시킨다고 증명되었다. 가벼운 운동으로 1분 뇌활동을 해보자.

추천하는 운동은 먼저 다리와 허리를 단련하는 것이다. 나이를 먹으면 뇌도 노화되지만 근육도 점점 노화된다. 이런 근육의 노화가 가장 먼저 나타나는 곳이 '하반신', 말하자면 다리다. 다리와 허리가 약해지면 운동 부족이 되고, 뇌에 전달할 수 있는 산소도 줄게 되어 뇌의 노화가 가속화된다. 운동 부족에서 오는 뇌의 노화를 예방하기 위해서는 적극적으로 몸을 움직이는 것이 아주 중요하다.

최근에 뇌의 신경세포는 나이가 들어도 늘어날 수 있다는 사실이 밝혀졌다. 신경세포를 늘리기 위해 효과적인 방법은 '걷기'와 같은 '유산소운동'이다. 날이 밝을 때는 산책을 나가 적극적으로 몸을 움직이도록 하자.

밖에 나가 산책을 하는 것은 정말 기분 좋은 일이다. 날씨가 좋으면 일광욕을 통해 뇌활동에 효과적인 비타민D도 체내에서 합성할 수 있다. '비타민D는 치매 위험을 낮춘다'는 연구도 발표되었다.

'기분이 좋다'는 사실만으로도 뇌가 활발해지지만, 운동부족이 신경 쓰이는 사람은 산책보다 한발 더 나아가 본격적인 '걷기'를 시작해보도록 하자. 조금 더 의식적으로 보폭을 크게 하고, 걷는 속도를 빠르게 하기만 해도 훌륭한 운동이 된다. 신발은 평소에 신는 것으로도 충분하다.

최근 '걷기' 중에서도 '인터벌 걷기'가 주목받고 있다. 인터벌 걷기는 '천천히 걷기'와 '빠르게 걷기'를 3분 간격으로 번갈아 하는 것이다. '건강을 위해 하루 1만 보씩 걷기'를 추천하고 있지만, 천천히 걷다 보면 1시간 반 이상이 걸리기도 한다.

운동 시간이 너무 길다고 느끼는 사람들에게 딱 맞는 것이 '인터벌 걷기'다. 몸에 부담이 적은 '천천히 걷기'와 근육에 부담을 주는 '빠르게 걷기'를 번갈아 하면 근력과 지구력을 단시간에 무리 없이 향상시킬 수 있다. '인터벌 걷기'를 통해 골밀도가 증가하고 대사증후군 예방에도 효과가 있다는 보고도 있다.

또한, '인터벌 걷기'에서 3분 정도의 시간을 정해서 '천천히 걷기'와 '빠르게 걷기'를 번갈아 하게 되면 걷기가 마치 게임처럼 즐거워진다. '단조로웠던 걷기가 재미있어졌다'는 말을 많이 들었다. 걷기 운동을 할 때는 효과적으로 활기를 찾을 수 있는 '인터벌 걷기'를 꼭 시도해보기 바란다.

빨리 걷기, 느리게 걷기

1 운동은 가볍게 할 수 있는 뇌활동이다. 먼저 다리와 허리를 단련하는 운동을 추천한다.

2 최근에는 '3분 빠르게, 3분 느리게' 번갈아 걷는 '인터벌 걷기'가 주목받고 있다.

3 1회에 20분, 한 주에 2~3회부터 시작하도록 하자.

4 '빠르게 걷기'와 '천천히 걷기'를 반복하면서 덧셈과 뺄셈 등을 머릿속으로 하면 더욱 효과적이다.

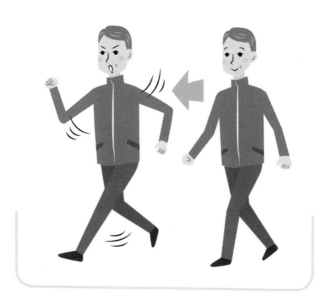

1분 만에 OK,
계단을 오르내려
뇌를 활성화한다

'장시간의 운동이 아니더라도 운동을 하면 인지 기능의 활성화에 충분히 효과가 있다'고 하는 연구 결과가 있다. 그것도 단 1분간, 집에서나 직장에서도 할 수 있는 운동을 주 3회 하는 것만으로도 효과가 있다는 아주 반가운 뉴스다.

이전 페이지에서 '천천히 걷기'와 '빠르게 걷기'를 번 갈아 반복하는 '인터벌 걷기'를 통해 근력과 심폐기능 이 효과적으로 단련된다는 사실을 설명했다. 인터벌 트레이닝은 뇌활동에 '재미'를 주는 효과가 있는데, 그

것을 1분 만에 할 수 있도록 활용한 것이 바로 '계단 오르내리기'다.

인터벌 트레이닝의 건강 효과에 주목한 것은 캐나다 맥마스터 대학의 연구 그룹이다. 이들의 연구에 따르면, 직장과 자택의 계단을 1분간 오르내리는 것만으로도 고정자전거 등을 사용한 본격적인 운동과 같은 건강효과를 기대할 수 있다고 한다. 이 연구는 1분간 계단 오르내리기를 하루 3회, 한 주에 3일씩 6주간 계속하여 얻어낸 결과이다. 운동을 싫어하는 사람이라도 '단 1분이라면 한 번 해보자'는 마음이 생길지 모르겠다.

이 운동에서 중요한 포인트는 자신에게 가능한 최고 속도로 계단을 뛰어 올라가는 것이다. 넘어지지 않을 정도까지만 빠르게 뛰어 올라가는 것을 추천한다.

계단 오르기가 인터벌 트레이닝이 되는 이유는 계단을 오를 때는 힘의 부담이 굉장히 높아지고, 반대로 내려올 때는 부담이 적어지기 때문에 운동 부담에 강약이 생겨서 결과적으로 인터벌 트레이닝이 되기 때문이다.

계단을 오르내려 뇌를 활성화한다

1 '운동을 하면 장시간이 아니라도 인지기능의 활성화에 효과적'이라는 연구가 있다.

2 1분간 계단을 오르내리는 것을 하루 3회, 한 주에 3일씩 계속하면 본격적인 운동과 같은 운동효과를 기대할 수 있다.

3 계단을 오르고 내리는 것은 '높은 부담'과 '적은 부담'이 반복되어 인터벌 트레이닝이 된다.

4 10~15분간의 '인터벌 걷기(빨리 걸었다 느리게 걷기)'로도 같은 효과를 얻을 수 있다. 출퇴근 때나 여유시간을 활용하여 실천해보자.

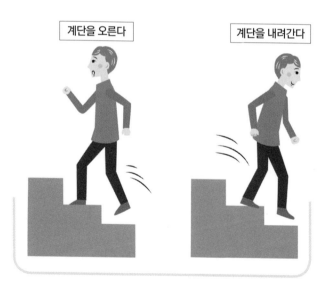

계단을 오른다

계단을 내려간다

간단한 1분 스트레치로
근력과 뇌의 혈액순환을
두 배로 늘린다

'뇌활동에는 운동이 좋다'고 말한 바 있다. 1분 만에 하는 간단한 운동으로 충분하다는 것을 알고 운동에 대해 긍정적인 마음이 되었다면, 이번에는 일상생활에서 간단하게 할 수 있는 스트레칭을 소개한다.

운동은 뇌를 젊게 만들어주는 데 최고의 효과가 있지만 그 이외에도 좋은 점이 있다. 바로 '근육량을 유지'할 수 있다는 점이다. 운동하지 않으면 근육량은 나이를 먹으면서 점점 줄어드는데, 이는 치매 위험성을 높이는 위험한 신호다.

근육을 유지하기 위한 첫걸음은 식사다. 근육의 원료가 되는 단백질을 충분하게 섭취하고, 이어서 운동하면 몸을 건강히 지탱할 근육을 유지할 수 있다. 고령자가 되면 될수록 단백질을 먹어야 하는 이유는 근육량의 감소를 막기 위해서다.

근육을 붙이는 데 추천하는 식사는 바로 '고기'다. 고기에는 근육의 원료가 되는 영양소가 풍부하며 정신 안정과 숙면에 도움을 주는 '세로토닌'의 원료가 되는 '트립토판tryptophan'도 풍부하다. 고기류는 소화 흡수가 잘 되고 요리도 간단하다. 몸을 지탱해주는 근육을 유지할 수 있으며 스트레스에도 강하고 숙면에도 도움이 되기 때문에 고기는 고령자에게 훌륭한 식품이다. TV에서 소개되는 장수 할아버지 할머니들은 90살까지도 스테이크를 좋아하는 등 고기를 좋아하는 사람이 많은 편이다. 고기를 먹게 되면 단백질을 충분히 섭취할 수 있다는 점이 건강을 유지하는 데 큰 역할을 한다. 햄이나 소시지 등의 가공육은 가급적 피하고 '스테이크'처럼 붉은 살코기를 먹으면 좋다.

'고기'로 단백질을 충분하게 섭취한 다음, 다음 페이지에 나오는 운동들을 평소 생활에서 수시로 연습해보도록 하자.

무릎과 허벅지를 올렸다 내렸다 하는 스트레칭

무릎과 허벅지를 단련하는 스트레칭이다. 뭉침이나 아픔이 개선되고, 다리 근력 강화에도 효과가 있다. 아침과 밤에 각 1세트씩 양쪽 다리 모두 5회 정도 한다.

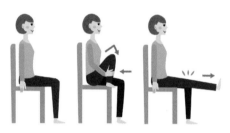

1 의자에 앉아 무릎을 굽힌 상태에서 한쪽 다리를 의자 위에 올린다. 그 다음 의자 높이를 유지하면서 천천히 다리를 편다. 발목을 세운 채로 5초 정도 멈춰있다가 천천히 굽힌다. 반대쪽 다리도 같은 방법으로 한다.

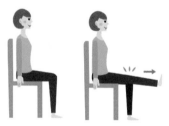

2 등근육을 펴고 의자에 앉는다. 한쪽 다리를 들고 무릎을 편다. 이때 다리의 앞쪽 근육에 힘이 들어가는 것을 의식한다. 대퇴사두근이 단련되면 혈액순환도 좋아진다. 5초 정도 자세를 유지하고 다리를 바꿔 같은 방법으로 한다.

'아이우에오'로 얼굴 스트레칭

입을 최대한 크게 움직여서 얼굴을 풀어준다. 뇌에 혈류량이 빠르게 증가하는 스트레칭이다. 양치질 전후에 거울을 보면서 연습해보자. 소리는 내지 않아도 된다.

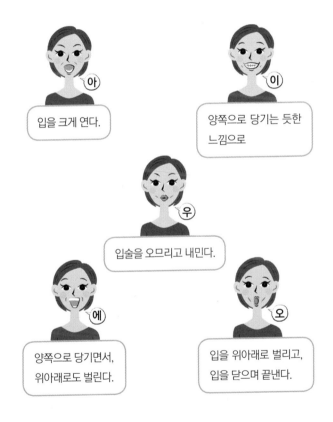

아 입을 크게 연다.

이 양쪽으로 당기는 듯한 느낌으로

우 입술을 오므리고 내민다.

에 양쪽으로 당기면서, 위아래로도 벌린다.

오 입을 위아래로 벌리고, 입을 닫으며 끝낸다.

※ 한 표정마다 5초 정도 유지한다. 표정을 바꿀 때마다 충분히 호흡한다.

어깨를 위아래로 움직이는 스트레칭

어깨 뭉침을 풀어주고 뇌의 혈류량을 높여주는 스트레칭. 등근육을 펴고 일어선 채로 하자. 얼굴과 시선은 정면으로, 팔은 자연스럽게 내린다. 앉아서 해도 괜찮다.

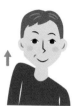

1 오른쪽 어깨를 쭉 위로 올린다. 최대로 위로 올라갔을 때 힘을 빼고 툭 내린다.

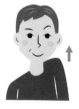 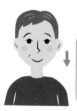

2 왼쪽 어깨를 쭉 위로 올린다. 최대로 올라갔을 때 힘을 빼고 툭 내린다.

3 양쪽 어깨를 최대한 올린다. 양쪽 어깨를 툭 내리고, ①~③을 5회 반복한다.

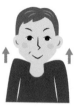 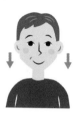

※ 어깨를 올릴 때 숨을 들이마시고, 떨어뜨릴 때 '후' 하면서 뱉는다. 어깨를 올릴 때는 얼굴과 시선이 정면에서 움직이지 않도록 한다.

목 주변 스트레칭

목은 얼굴을 지탱하고 머리와 바로 연결되어 있다. 목을 좌우, 앞뒤로 천천히 꺾거나 돌리면 혈류량이 증가한다. 각각 5초씩, 1세트 5회 정도 한다.

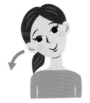 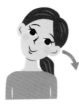

1 의자에 앉아서 어깨 힘을 뺀다. 목을 좌우로 각각 5초 정도 꺾는다. 반대쪽 목 근육이 늘어나는 것을 의식한다.

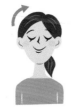 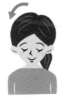

2 목을 앞뒤로 꺾어 스트레칭한다. 등근육은 펴고 정면을 향한 채로 고개를 앞뒤로 5초 정도 꺾는다.

3 ②와 마찬가지로 등근육을 펴고, 고개를 천천히 좌우로 돌린다. 5회 정도 반복한다.

4 등근육을 편 상태에서 고개를 천천히 돌린다. 한 바퀴 돌렸으면 같은 방법으로 반대로 돌린다. 5회 정도 반복한다.

간단한 1대 2 복식호흡으로
스트레스를 줄이고
뇌에 생기를 되찾자

나이를 먹으면서 '체력이 떨어졌다'는 생각이 들었던 순간이 있을 것이다. 숨이 차는 것도 체력 저하를 나타내는 신호 중 한 가지다. 체력의 저하와 함께 폐도 노화되면서 호흡기능이 떨어진다. 호흡이 부드럽게 되지 않으면 뇌의 활동에 중요한 산소가 충분하게 전달되지 않게 된다.

뇌는 사람의 몸에서 하루에 소비되는 에너지의 20% 이상을 사용한다. 뇌는 산소를 사용하는 양도 많아서 전체 산소 소비량의 25%나 된다. 그 때문에 산소 부족은 뇌에 중요한 영향을 미친다. 뇌의 건강을 위해서는 폐의 기능을 젊게 유지하고, 충분한 산소를 섭취하도록 하는 것이 중요하다.

폐의 노화방지에는 '횡격막을 단련'하는 방법이 있다. 횡격막은 폐의 아래에 있는 근육으로 된 막이다. 횡격막이 위아래로 움직이면서 폐를 수축시켜 호흡을 돕는다. 딸꾹질은 횡격막의 경련이 원인 중 하나라고 알려져 있다.

그렇다면 어떻게 횡격막을 단련할 수 있을까? '복식호흡'을 통해 효과적으로 단련할 수 있다. 복식호흡은 스트레스를 완화시키는 세로토닌이라는 신경전달물질을 늘리는 효과도 있어서 초조한 기분이 들 때 마음을 안정시키는 효과도 있다.

복식호흡을 반복하여 기분을 진정시키는 것은 '명상'과 비슷한 연습방법이다. 불교나 요가에서는 '명상'을 할 기회가 많을지도 모른다. 종교적인 배경이 없더라도 '명상'의 경지에 오를 수 있는 '5회 복식호흡'을 잠 들기 전에 하는 습관을 들여보면 좋을 것이다. 세로토 닌의 효과로 숙면을 취할 수 있게 된다.

집에서 할 수 있는 간단한 복식호흡법

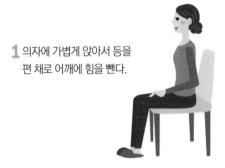

1 의자에 가볍게 앉아서 등을 편 채로 어깨에 힘을 뺀다.

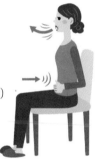

2 배를 누르면서 입으로 최대한 천천히 숨을 전부 내뱉는다. (가급적 조용하게 천천히 뱉는다.)

3 배 전체가 부풀어 오르는 것을 의식하면서 코로 숨을 들이마신다. (가슴 쪽이 부풀어 오르지 않도록 의식하면서 배를 부풀어 오르게 한다.)

4 ②, ③을 5분간 반복한다.

※ 숨을 내뱉을 때는 1, 2, 3…처럼 머릿속에서 숫자를 세고, 숨을 들이마실 때는 내뱉을 때 센 숫자의 절반을 기준으로 센다.

※ 위를 향해 눕거나 바른 자세로 등을 펴고 일어선 채로 해도 좋다.

뇌의 노화에 따른 치매란?

　나이를 먹으면 많은 사람이 체력과 기력이 20대 때와 달라지게 된다. 몸과 뇌가 노화되면 여러 가지 병이 생기게 마련이지만, 그중에서도 '치매'는 모두가 무서워하는 병이다.

　사실 '치매'는 병의 이름이 아니다. 인지기능이 저하되어 어제 먹었던 식사가 기억이 안 나거나 시간과 장소를 헷갈리는 등 병에 의해 기억력과 사고력, 판단력 등이 저하되는 '증상'을 말한다. 증상이 있어도 생활에 지장을 초래할 정도로 진행되지 않는다면 '치매'라고 진단하지 않고 '경도인지장애'라고 보게 된다.

치매의 종류는 크게 4종류가 있는데 알츠하이머형 치매, 뇌혈관성 치매, 레비소체형 치매, 전두측두형 치매다. 이 중에서 알츠하이머형 치매와 뇌혈관성 치매가 전체의 약 80%를 차지한다. 이 두 가지 치매의 특징을 알아보자.

〈알츠하이머형 치매〉

뇌에 이상한 단백질이 쌓여서 신경세포가 파괴되고 뇌가 위축되어 생긴다. 위축은 해마부터 시작되기 때문에 초기 단계에서는 최근의 기억이 사라지게 된다. 유전적 요인 이외에도 당뇨병과 관계가 깊다고 알려져 있다.

〈뇌혈관성 치매〉

뇌경색과 뇌출혈 등 뇌의 혈관장애에 의해 신경세포가 감소하여 발생한다. 장애가 일어난 혈관의 위치에 따라 증상이 다르다. 고혈압과 당뇨병 등을 가진 사람은 주의해야 한다.

'치매는 예방하기 어렵다'고 하는 통설이 있지만, 알츠하이머형 치매와 뇌혈관성 치매는 발병의 원인이 되는 위험요소가 점점 밝혀지고 있다. 알츠하이머형 치매는 담배, 중년기 비만, 운동 부족, 중년기 고혈압, 당뇨병, 우울증 등을 개선하면 예방된다고 알려져 있다. 뇌혈관성 치매는 뇌졸중 등 뇌의 혈관장애를 겪지 않는 것이 예방책이다. 뇌졸중은 대사증후군의 한 가지이기 때문에 대사증후군의 예방이 중요하다.

2014년에 미국 브레드슨 박사가 고안한 '리코드법'으로 알츠하이머형 치매 환자가 개선되었다는 보고가 있다. 나 역시 오차노미즈 건강장수 클리닉에서 리코드법을 기반으로 일본인에게 최적화된 방법으로 치료를 시작했다. 이제 '치매는 예방하고 나을 수 있다'는 것이 현실이 되었다. 앞으로는 어떻게 나아갈지 더욱 기대가 된다.

10년 젊어지는
1분 뇌활동

지은이 | 시라사와 다쿠지
옮긴이 | 최우영
펴낸이 | 이동수

1판 1쇄 펴낸 날 | 2021년 7월 9일
1판 2쇄 펴낸 날 | 2021년 8월 5일

책임 편집 | 이형진
디자인 | All contents group
펴낸 곳 | 생각의날개

주소 | 서울시 강북구 번동 한천로 109길 83, 102동 1102호
전화 | 070-8624-4760
팩스 | 02-987-4760

출판 등록 | 2009년 4월 3일 제25100-2009-13호
ISBN 979-11-85428-65-9 03510